Editorial

Liebe Leserin, lieber Leser der *Elsevier Emergency,*
das Jahr neigt sich dem Ende und wir möchten Ihnen zum Ausklang ein Schwerpunktthema präsentieren, das gerne in die Kategorie der seltenen Notfälle verbannt wird. Bei näherer Betrachtung allerdings muss festgestellt werden, dass nephrologische Notfälle durchaus häufiger sind als vermutet – sowohl als primär führende Verdachtsdiagnose als auch im Rahmen von Komorbiditäten.

In ihrem Beitrag über entzündliche Erkrankungen der Niere fokussiert Sarah Goller auf zwei Problemkonstellationen: die akute Glomerulonephritis und die Pyelonephritis. Obwohl beide Diagnosen seltener zu Alarmierungen des Rettungsdienstes führen, sind sie keinesfalls grundsätzlich subakut. Ganz im Gegenteil können beide zu einer akuten Notfallsituation führen, die für die betroffenen Patienten akut lebensbedrohlich oder mit erheblichen Langzeitkomplikationen einhergehen können.

Eva Kircher und Kornelius Treiber haben in ihren Beiträgen zur akuten Nierenschädigung, der Rhabdomyolyse und dem durch Kontrastmittel induzierten Crush-Syndrom Entitäten mit definitiv lebensbedrohlicher Situation analysiert. Die Ätiopathogenese, die die Grundlage für prä-, intra- und postrenale Auslöser bildet, wird durch die differenzierte Pathophysiologie sehr gründlich und umfassend beschrieben.

Nierentraumen im Kontext von Abdominal- und Polytraumen sind im Fokus des Beitrages von Stefan Straub. Auch wenn ein Großteil dieser Verletzungen nach der AAST-Klassifikation konservativ behandelbar sind, können vor allem Nierentraumen mit unkontrollierbaren retroperitonealen Blutungen eine akut lebensbedrohliche Situation auslösen. Die Diagnostik, das Akutmanagement und die Perspektiven stehen deshalb im Zentrum des Beitrages.

Eine absolute Notfallsituation mit akuter Lebensbedrohung für den Patienten manifestiert sich bei Patienten im Coma uraemicum. Peter Benöhr stellt in seinem Beitrag die klinische Symptomatik, pathophysiologische Aspekte und das klinische Akutsetting, ergänzt durch Kasuistiken, eindrucksvoll und auf Grundlage aktueller Leitlinienempfehlungen dar.

Die Änderungen im BtMG und BtmVV sind wichtige Meilensteine für die Applikation von Opiaten und Opioiden durch das Rettungsdienstfachpersonal. Wie die praktische Umsetzung im Rettungsdienstalltag gelingt, wird durch die Ergebnisse einer retrospektiven Untersuchung im Beitrag von Tim Wanner und Bernd Kühlmuß zusammengefasst.

Ob und inwieweit Symptome und Angaben von Patienten ignoriert oder abgewertet werden, beleuchtet der Beitrag von Carina Neuberth zum Thema Medical Gaslighting in der Präklinik, in dessen Fokus eine Befragung von Rettungsdienstfachpersonal und Patienten stattfand.

Debriefing als Bestandteil von Einsätzen im Rettungsdienst sind zu einem elementaren Bestandteil im Gesamteinsatzkonzept geworden. Anna Lehman und Joseph Kaiser stellen in ihrem Beitrag den Aufbau und die Effizienz von Debriefings dar, die weit mehr als nur Einsatznachgespräche sind bzw. sein sollen.

Ich wünsche allen Leserinnen und Lesern viel Freude beim Lesen dieser Ausgabe. Wir freuen uns, wenn wir damit Interesse geweckt und vielleicht etwas in den Hintergrund geratenes Wissen wieder fokussieren können.

Ihnen allen eine schöne Vorweihnachtszeit, ein frohes und friedliches Weihnachtsfest und einen guten Start ins Neue Jahr.

Ihr Herausgeber für diese Ausgabe

M. Klausmeier

Matthias Klausmeier

Ihr Feedback ist uns wichtig!

Sie möchten uns Lob oder Kritik mitteilen? Sie möchten Ihre Meinung zu Artikeln mitteilen oder sind einfach einer anderen Meinung? Oder haben Sie Fragen an das Herausgeberteam oder an das Team hinter ELSEVIER Emergency? Für all diese Themen gibt es eine Feedback-Seite auf: https://forms.office.com/r/raZZ1rc1x7 bzw. über den nebenstehenden QR-Code.

Natürlich sind wir aber auch weiterhin unter unserer E-Mail-Adresse rettungsdienst@elsevier.com erreichbar.
Wir freuen uns auf Ihre Nachricht! Ihr ELSEVIER Emergency-Team

In diesem Heft

LEITTHEMA | NEPHROLOGISCHE NOTFÄLLE

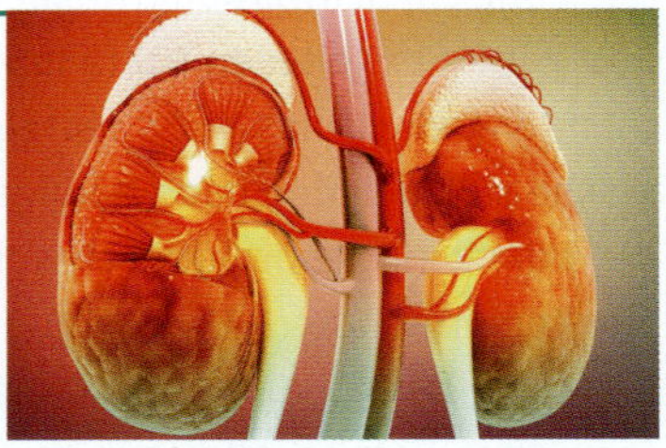

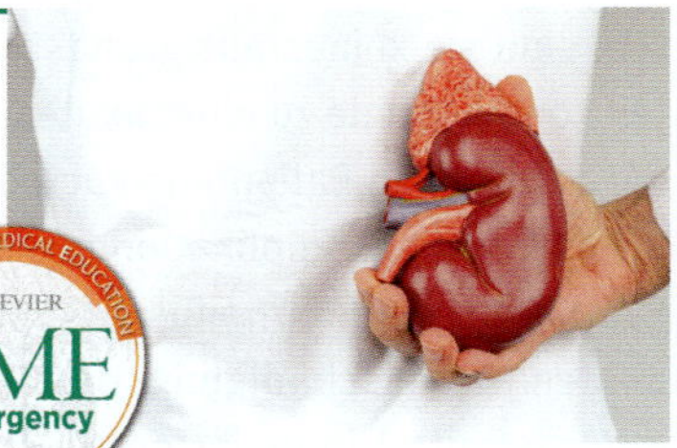

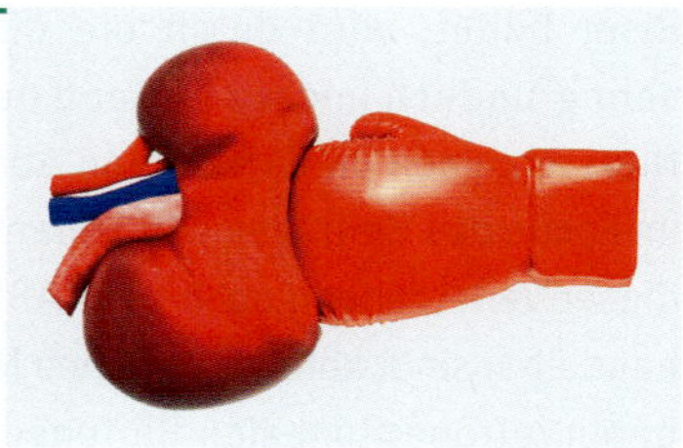

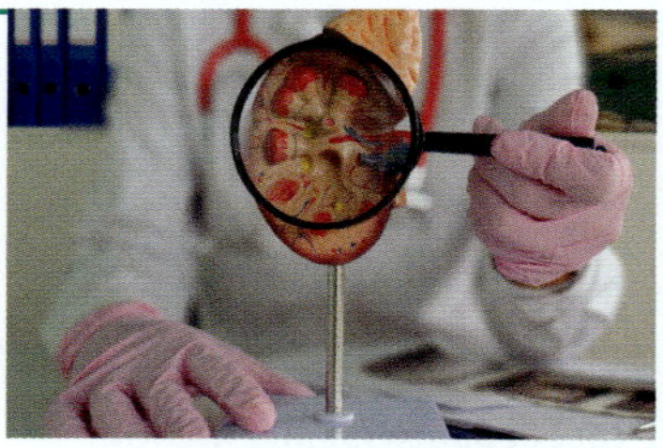

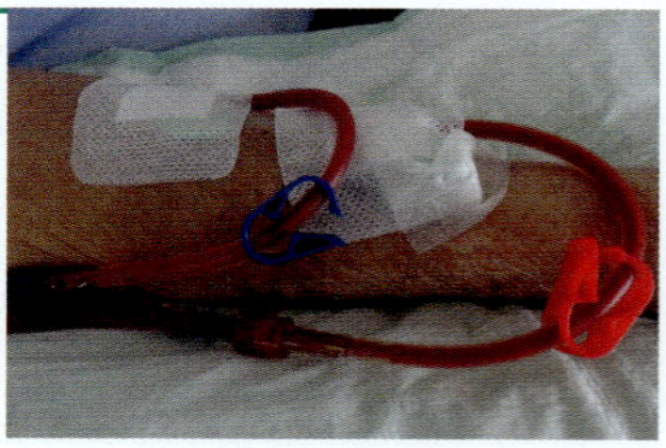

In diesem Heft

MEDIKAMENTE

PSYCHOLOGIE & KOMMUNIKATION

QUALITÄTSMANAGEMENT

FOAM | News | Termine

In dieser Rubrik gehen wir in jeder Ausgabe in aller Kürze auf aktuelle Themen ein und stellen etwas aus der FOAM-Szene vor. Außerdem finden Sie hier Termine von Kongressen oder sonstigen interessanten Veranstaltungen.
Gerne können Sie uns Termine, die Sie hier gelistet haben wollen, unter der E-Mail-Adresse rettungsdienst@elsevier.com mitteilen. An die gleiche Adresse können Sie uns auch Leserbriefe schicken.

FOAM-Plattform

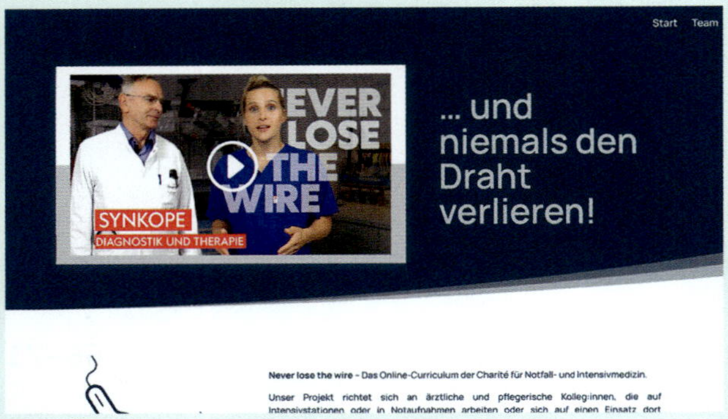

Ein ganzes, interdisziplinäres Team aus der Charité Berlin hat vor kurzer Zeit das Projekt „Never loose the wire“ gestartet. Auf einem YouTube-Kanal stellt dieses Team Videos mit sehr gut erklärten Lerninhalten, vor allem mit klinischem Background, zur Verfügung, welche jedoch auch für rettungsdienstliches Fachpersonal nützliches Fachwissen vermittelt. So liegen bisher zum Beispiel Videos zu Themen wie NIV, Liegetrauma, Schulterluxation u. a. vor.

① https://neverlosethewire.de

QR-Code ①

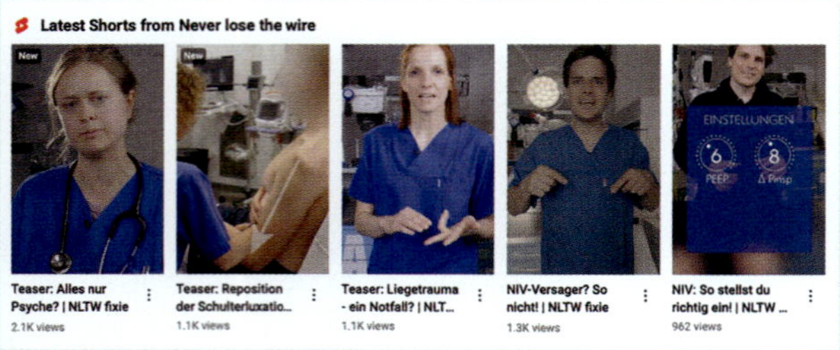

Neben Website und Videokanal auf YouTube ist das Projekt auch auf Instagram vertreten. Ein Hinweis auf der Website lässt auf in Kürze folgende Podcasts u. a. auf Spotify hoffen.

② https://www.youtube.com/results?search_query=never+lose+the+wire

③ Instagram: https://www.instagram.com/neverlosethewire/

QR-Code ②

QR-Code ③

FOAM-Artikel

Nach Verkehrsunfall aussteigen lassen …?

Vom KED-System zum „So, jetzt steigen Sie bitte aus dem Auto“ – etwas überspitzt dargestellt, aber im Prinzip die Entwicklung des Vorgehens „Wie bekomme ich Patient:innen nach einem Verkehrsunfall aus dem Auto“. Das Vorgehen sollte sich in erster Linie an den einzelnen Patient:innen sowie deren klinischer Symptomatik orientieren. Ein im *Scandinavian Journal of Trauma, Resuscitation and Emergency Medicine* erschienener Artikel befasst sich mit diesem Thema und propagiert das in UK eingeführte „USTEPout-Vorgehen“ zum eigenständigen Aussteigen der Patient:innen. Können Patient:innen ihre Beine bewegen und haben hierbei keine starken Schmerzen bzw. sonstige neurologischen Ausfallserscheinungen, können sie sicher selbst aus dem verunfallten Fahrzeug aussteigen.

Dieses Thema wurde bereits mit einem Artikel aus der *Notfall- & Rettungsmedizin* in unserer letzten Ausgabe vorgestellt.

④ https://sjtrem.biomedcentral.com/articles/10.1186/s13049-024-01312-z

⑤ https://link.springer.com/article/10.1007/s10049-025-01560-1

QR-Code ④

QR-Code ⑤

Eintreffzeiten des Rettungsdienstes …

… sind ein, wenn nicht der Planungsparameter für die Anzahl sowie die geografische Lage von Rettungswachen. Und ja, bei einigen unserer Patient:innen macht eine kurze Eintreffzeit tatsächlich einen Unterschied. Der Artikel „Eintreffzeiten des Rettungsdienstes bei außerklinischem Herz-Kreislauf-Stillstand – überlebensrelevante Unterschiede zwischen den Bundesländern in Deutschland", erschienen in *Die Anästhesiologie*, befasst sich mit diesem Thema anhand einer Untersuchung bei Patient:innen mit Herz-Kreislauf-Stillstand.

Je länger die Eintreffzeit, umso schlechter das Überleben sowie das neurologische Outcome; oh welch Wunder! Leider sind jedoch dank der föderalistischen Zuständigkeiten im Rettungsdienst die Hilfsfristen quer durch die Republik höchst unterschiedlich definiert. Man sollte sich also gut überlegen, wo in der Republik man einen OHCA erleidet – nicht nur anhand der von Haus aus immer bestehenden qualitativen Unterschiede der Versorgung sondern leider auch anhand der unterschiedlichsten Vorgaben, in welchem Zeitrahmen professionelle Hilfe vor Ort aufschlagen muss. Dies zeigt eindeutig, dass Föderalismus in rettungdienstlichen Rechts-, Planungs- und Organisationsstrukturen negative Auswirkungen für Patient:innen hat und eigentlich zugunsten bundeseinheitlicher Zuständigkeiten abgeschafft werden muss.

⑥ https://link.springer.com/article/10.1007/s00101-025-01592-9

QR-Code ⑥

Hypothermie bei Traumapatienten

Eine weitere Arbeit in der Zeitschrift *Prehospital Emergency Care* befasst sich mit der Hypothermie bei Traumapatienten sowie deren Einfluss auf die Mortalität, den Transfusionsbedarf sowie die Länge des Intensiv- und Krankenhausaufenthalts. Sie zeigt nochmals eindrücklich, warum wir nicht nur, aber vor allem auch in der Herbst-/Winterzeit, auf den Wärmeerhalt, gerade bei Traumapatienten, achten müssen.

⑦ https://www.tandfonline.com/doi/full/10.1080/10903127.2025.2558865#d1e2469

QR-Code ⑦

Priority Dispatch System

Ein Problem stellt die Übertriage durch solche Systeme dar. Interessanter Text zum Thema:

⑧ https://sjtrem.biomedcentral.com/articles/10.1186/s13049-025-01410-6

QR-Code ⑧

Eckpunktepapier 2025 zur notfallmedizinischen Versorgung der Bevölkerung in der Prähospitalphase und in der Klinik

⑨ https://link.springer.com/content/pdf/10.1007/s10049-025-01612-6.pdf

QR-Code ⑨

Termine

Veranstaltungen D/A/CH

VERANSTALTUNG	DATUM	ORT	WEBSITE
Kindernotfalltage	29.–31.01.2026	Garmisch-Partenkirchen	https://kindernotfalltage.de
21. DGINA Jahrestagung	09.–13.06.2026	Hamburg	https://dgina-kongress.de
AirMed World Congress 2026	16.–18.09.2026	München	https://airmed2026.com
26. Kongress der DIVI e.V.	02.–04.12.2026	Hamburg	https://akademie.divi.de/alle/3052-26-kongress-der-divi-divi26/2026-12-04-08-00

Veranstaltungen international

VERANSTALTUNG	DATUM	ORT	WEBSITE
EMS World Expo 2026	28.09.–02.10.2026	Orlando FL (USA)	https://www.hmpglobalevents.com/emsworldexpo/future-meetings
EUSEM Kongress	24.–27.09.2026	Paris	https://eusemcongress.org/future-congresses/

Alle Terminangaben ohne Gewähr.
Möchten Sie ebenfalls einen Termin veröffentlichen? Dann wenden Sie sich bitte an rettungsdienst@elsevier.de.

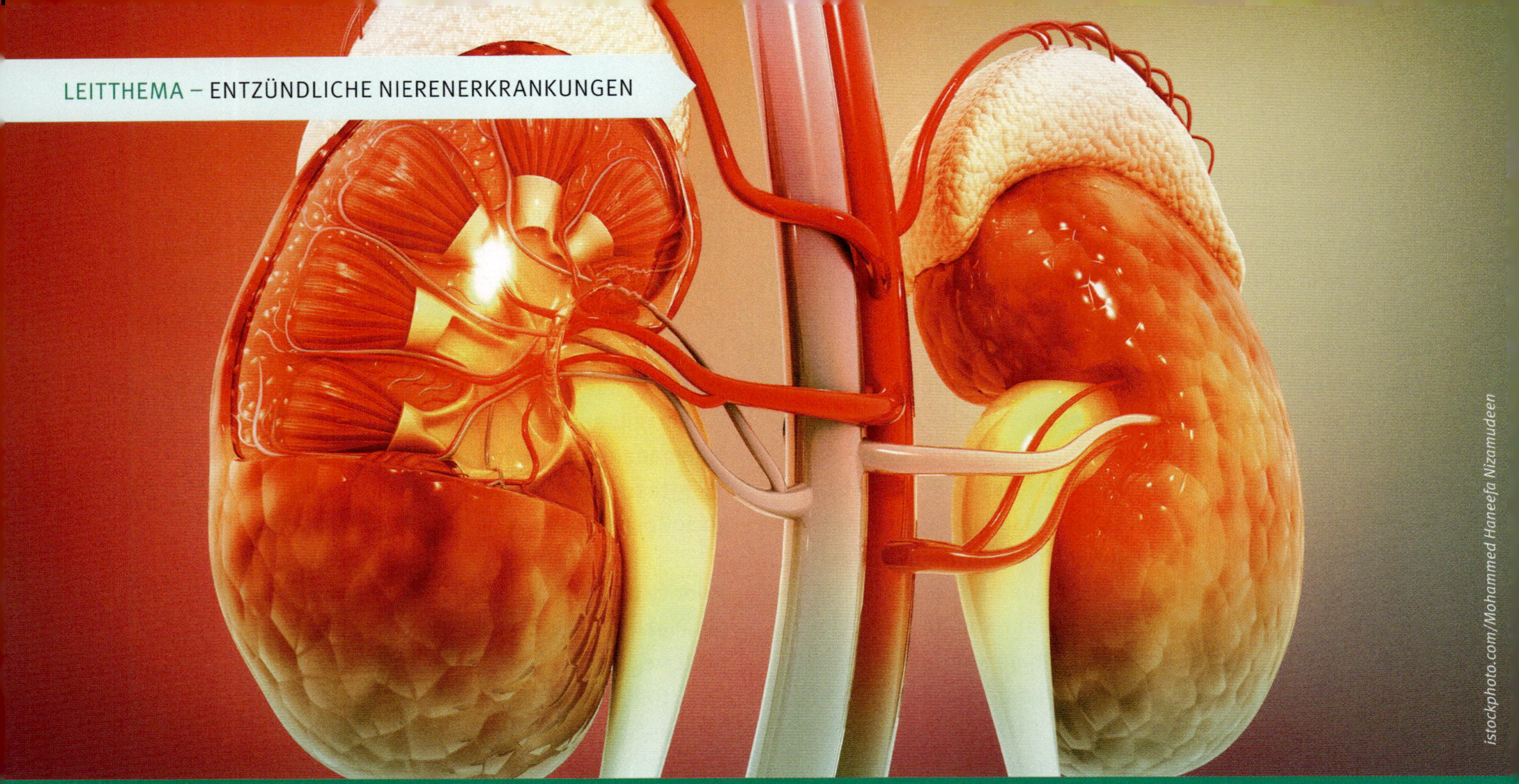

Entzündliche Nierenerkrankungen: Glomerulonephritis und Pyelonephritis

Schlüsselwörter:
Glomerulonephritis
Pyelonephritis
Akute Nierenschädigung
Nierenkörperchen
Proteinurie
Antibiotikatherapie

Zusammenfassung: *Glomerulonephritiden und Pyelonephritiden gehören zum Formenkreis der entzündlichen Nierenerkrankungen. Der Terminus Glomerulonephritis beschreibt eine heterogene Gruppe von überwiegend abakteriellen Entzündungen der Nierenkörperchen. Eine Glomerulonephritis betrifft beide Nieren und ist die häufigste Ursache für die Entwicklung einer terminalen Niereninsuffizienz. Bei der Pyelonephritis liegt eine bakterielle Infektion des Nierenbeckens mit Beteiligung des Nierenmarks vor. Als obere Harnwegsinfektion tritt sie überwiegend unilateral und meist auf dem Boden aszendierender unterer Harnwegsinfektionen auf.*

Einführung [1]

Die Nieren erfüllen als paarig angelegte Organe eine Vielzahl von lebenswichtigen Aufgaben. Sie liegen im Retroperitonealraum und ähneln in ihrer Form einer großen Bohne (➤ Abb. 1), die von der Nierenkapsel bedeckt wird. Im Hilusbereich geht das **Nierenbecken** (Pyelon oder Pelvis renalis) in den Harnleiter (Ureter) über, der den gewonnenen Urin zur Harnblase weiterführt. Zudem liegen im Hilusbereich Ein- und Austrittspforte von Nierenarterie und -vene sowie Lymphgefäßen und Nerven. Innerhalb der Niere werden neben dem Nierenbecken zwei weitere Zonen unterschieden: das **Nierenmark** (Medulla renalis) und die Nierenrinde (Cortex renalis).

Sogenannte Nierensäulen (Columnae renales) ziehen von der Nierenrinde bis zum Nierenbecken, wodurch das Nierenmark in mehrere **Markpyrami-**

den unterteilt wird. Jede Markpyramide entsendet nach oben hin Markstrahlen in die Nierenrinde, der spitze Unterrand der einzelnen Markpyramide bildet die Nierenpapille (Papillae renales), durch deren kleinste Öffnungen der fertig filtrierte Urin über den Nierenkelch in das Nierenbecken abgeleitet wird (➤ Abb. 1).

Die Urinproduktion ist höchst komplex und erfolgt in den **Nephronen** als zentraler Bau- und Funktionsteil der Nieren. Ein Nephron setzt sich aus dem **Nierenkörperchen** (➤ Abb. 2) und dem aus kleinen Harnkanälen bestehenden **Tubulusapparat** zusammen.

Das im Nierenkörperchen liegende Gefäßknäuel (Glomerulus) wird von der zweischichtigen Bowman-Kapsel bedeckt – hier wird der **Primärharn** (Glomerulusfiltrat) gebildet. Das von allen Nierenkörperchen beider Nieren in einer bestimmten Zeit produzierte Harnvolumen entspricht der **glomerulären Filtrationsrate** (GFR) und beträgt physiologisch bei jungen Erwachsenen ca. 120 ml/min (170 l/24h). Das entstehende Ultrafiltrat besteht aus Wasser, Elektrolyten und kleinsten Molekülen (wie z. B. Glukose oder Aminosäuren); Moleküle mit einer Größe von › 3 nm (u. a. Zellen, Eiweiß) werden durch die dreischichtige **Blut-Harn-Schranke** bei der Filtration zurückgehalten.

> **Merke:** Bei einer **Proteinurie** (Eiweißausscheidung im Urin) ergibt sich immer der Verdacht einer gestörten Filterfunktion. Typischerweise tritt eine Proteinurie bei diabetischer Nephropathie und einer Glomerulonephritis auf.
> Ursachen einer **Glukosurie** (Glukoseausscheidung im Urin) sind beispielsweise ein überschrittener Schwellenwert des Blutzuckerspiegels (160–180 mg/dl) im Rahmen einer Diabeteserkrankung, eine Schwangerschaft oder eine parenchymatöse Schädigung (Tumor, Trauma, Entzündung).

Im anschließenden Tubulusapparat wird der Primärharn durch verschiedene Resorptions- und Sekretionsvorgänge konzentriert und mit Stoffwechselabfällen sowie körperfremden Substanzen angereichert – der hochkonzentrierte **Sekundärharn** (Endharn) entsteht. Der Tubulusapparat ist in drei Abschnitte unterteilt: Der proximale Tubulus am Harnpol des Nierenkörperchens leitet den Primärharn in den tubulären Abschnitt des Nephrons (➤ Abb. 2). Daran anschließend befindet sich als mittlerer, längster und schleifenfömig verlaufender Teil die Henle-Schleife. Sie ist eng von Kapillaren umschlungen und dient der Rückresorption (insgesamt ca. 99 % des Primärharns, v. a. Elektrolyte, H_2O, Aminosäuren, Glukose) sowie tubulären Sekretion (z. B. Harnsäure, Ammoniak, Medikamentenabbauprodukte). Vor dem Übergang in das den Harn ableitende Sammelrohr (➤ Abb. 3) bildet der distale Tubulus eine Kontaktstelle mit der zuführenden Arteriole. Dieser als juxtaglomerulärer Apparat bezeichnete Abschnitt dient der Reninbildung und ist ein Teil der endokrinen Organfunktion. Zwei entzündliche Erkrankungen der hier beschriebenen anatomischen und physiologischen Strukturen sollen in diesem Artikel im Fokus stehen – die **Glomerulonephritis** und die **Pyelonephritis** (➤ Abb. 4).

Diagnostik und Therapie einer Glomerulonephritis ist Teil der Nephrologie, Pyelonephritiden zählen dagegen zu den Krankheitsbildern der Urologie.

Insgesamt sind nephrologische und urologische Erkrankungen eher seltene Gründe für eine notfallmäßige Rettungsdienstalarmierung, dennoch können auch **lebensbedrohliche Zustände** (akute Nierenschädigung, Urosepsis) vorliegen. Diese gilt es präklinisch zu erkennen und adäquat zu therapieren, um irreversible Organschäden vermeiden zu können.

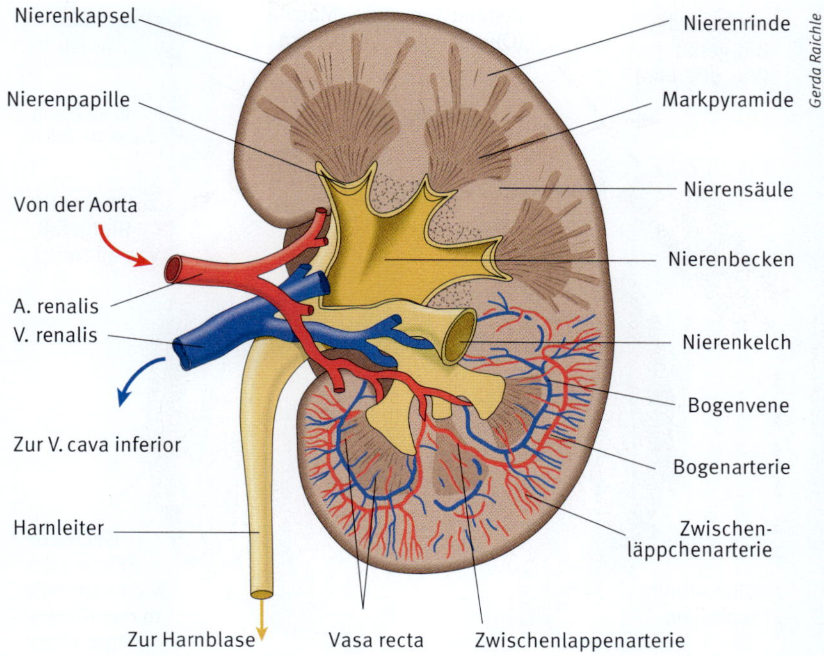

Abb. 1 Längsschnitt durch eine Niere. Im oberen Teil sind Markpyramiden und Nierenpapillen dargestellt, im unteren das Gefäßsystem der Niere.

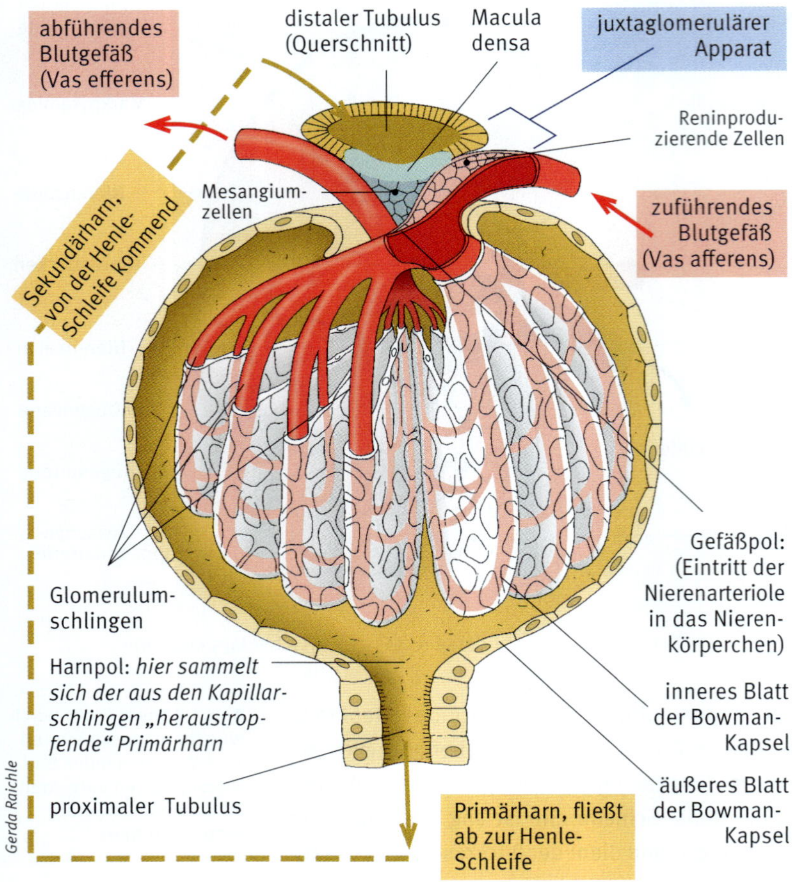

Abb. 2 Feinbau eines Nierenkörperchens. Der juxtaglomeruläre Apparat ist die Kontaktzone zwischen zuführender Arteriole und dem anliegenden Tubulusabschnitt.

Merke: Das präklinische Management beginnt wie immer mit dem **ABCDE-Schema** zur prioritätenorientierten Beurteilung und Behandlung der Patienten. Nachfolgend kann hilfreich sein, sich – sofern in der Präklinik möglich – einen visuellen sowie olfaktorischen Eindruck von Farbe, Trübung, Menge und Geruch des Urins zu verschaffen.
Bei **schmerzhafter Makrohämaturie mit Fieber oder Hypoperfusionszeichen** handelt es sich um ein akutes Notfallgeschehen.

Glomerulonephritis

Die Glomerulonephritis (GN) ist eine **Entzündung der Nierenkörperchen** mit konsekutiv **gestörter Filterfunktion** und betrifft in der Regel beide Nieren gleichzeitig. Bis heute ist die Klassifikation anhand Ätiologie und Morphologie etwas komplex, eine orientierende Einteilung erfolgt anhand Ursache, histologischem Befund der Nierenbiopsie (fokaler, segmentaler, diffuser oder globaler Befall) und klinischem Bild (➤ Abb. 5). Die Tatsache einer mehrheitlich nicht infektiösen, sondern insbesondere immunvermittelten Genese der GN ist eindeutig.

Klassische Symptome von GN sind:

- **Nephrotisches Syndrom:**
  - **Proteinurie** (erhöhte Eiweißausscheidung im Urin) und begleitend **Hypoproteinämie** (erniedrigtes Gesamteiweiß im Blut)
  - **Hyperlipoproteinämie** (Erhöhung der Blutfettwerte)
  - **Ödeme** (v.a. an Augenlidern und prätibial) durch Albuminmangel im Blut
- **Makrohämaturie** (mit bloßem Auge sichtbar blutiger Urin)
- **Hypertensive** Blutdruckwerte

Die Nierenretentionsparameter sind teilweise unauffällig, dennoch können alle Formen der GN zu einem **irreversiblen Untergang der Nephrone** führen. Akute Nierenschädigung sowie die rasche Entwicklung einer terminalen Niereninsuffizienz sind möglich. Bei chronischen Verlaufsformen können die Betroffenen über lange Zeit beschwerdefrei sein, in der hausärztlichen Versorgung ergeben sich teilweise bei Gesundheitsuntersuchungen (Check-Untersuchung ab 35 Jahre) durch Vorliegen eines Hypertonus plus pathologischem U-Stix-Befund (Proteinurie, Mikrohämaturie) erste Hinweise auf eine mögliche GN.

Merke:
Nephrotisches Syndrom (Proteinurie, Hypoproteinämie, Hyperlipoproteinämie, Ödeme durch Hypalbuminämie)
und
Nephritisches Syndrom (Hämaturie, Hypertonie, ggf. Flankenschmerzen, Ödeme durch Wasserretention)
sind zwei Paar Stiefel!

Die epidemiologische Betrachtung zeigt sich komplex, da sich die verschiedenen Formen von GN in Häufigkeit, Altersgipfel und Geschlechterverteilung deutlich unterscheiden (➤ Abb. 5). Generell leidet ca. 1% der Bevölkerung in Deutschland an einer GN. Insgesamt sind 18,7% der chronischen Nierenerkrankungen und ca. 20% aller dialysepflichtigen terminalen Nierenerkrankungen auf eine GN zurückzuführen [4].

Bei Verdacht auf Vorliegen einer GN ist folgende strategische Stufendiagnostik indiziert [3]:

1. Allgemeine Diagnostik:
   a) **Labor** mit GFR, Kreatinin (über Nieren ausgeschiedenes Abbauprodukt der Muskeln) und ggf. ergänzend Cystatin C (von kernhaltigen Zellen produziertes Protein, unabhängig von Muskelmasse, Geschlecht und Ernährung)
   b) **Urindiagnostik**: Proteinurie? Hämaturie? (bei Hämaturie: Sedimentuntersuchung – Akanthozyten [pathologische Erythrozyten mit stachelförmigen Ausziehungen durch vermehrte Cholesterineinlagerung])?
   c) **Nierensonografie**
2. **Erweiterte Labordiagnostik**: Autoimmunserologie (z.B. ANAs), Komplementfaktoren C3 und C4 (als Teil des Immunsystems), Elektrophorese, Virologie (HepB, HepC, HIV)
3. **Nierenbiopsie** = "Goldstandard" (wobei nicht jede GN vor Therapiebeginn einer Biopsie bedarf, z. B. Alport-Syndrom (genetischer Nachweis), Minimal Change GN bei Kindern, membranöse GN bei adulten Betroffenen mit nephrotischem Syndrom und PLA2R-Autoantikörper-Nachweis)

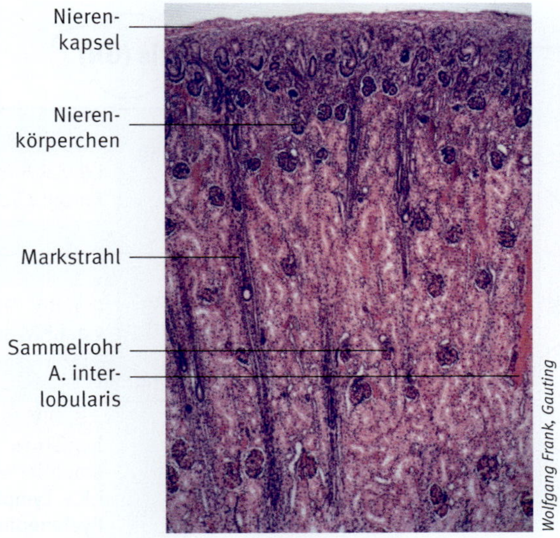

Abb. 3 Histologie der Nierenrinde. Es wird deutlich, dass die Nierenrinde hauptsächlich aus Nierenkörperchen und gewundenen Tubulusabschnitten besteht. Die Marksubstanz setzt sich strahlenartig in die Nierenrinde fort (daher die Bezeichnung „Markstrahlen").

Zur Risikoreduktion der Entwicklung einer terminalen Niereninsuffizienz ist bei Vorliegen einer akuten GN eine unverzüglich eingeleitete, stringente Therapie unabdingbar. Neben supportiven Maßnahmen (u. a. Lebensstilanpassung, Rauchstopp, salzarme Ernährung) können Hypertension und Proteinurie durch die Gabe von ACE-Inhibitoren (z. B. Ramipril) oder Angiotensin-Rezeptor-Blocker (Sartane) durch Hemmung des RAAS-Systems positiv beeinflusst und der chronische

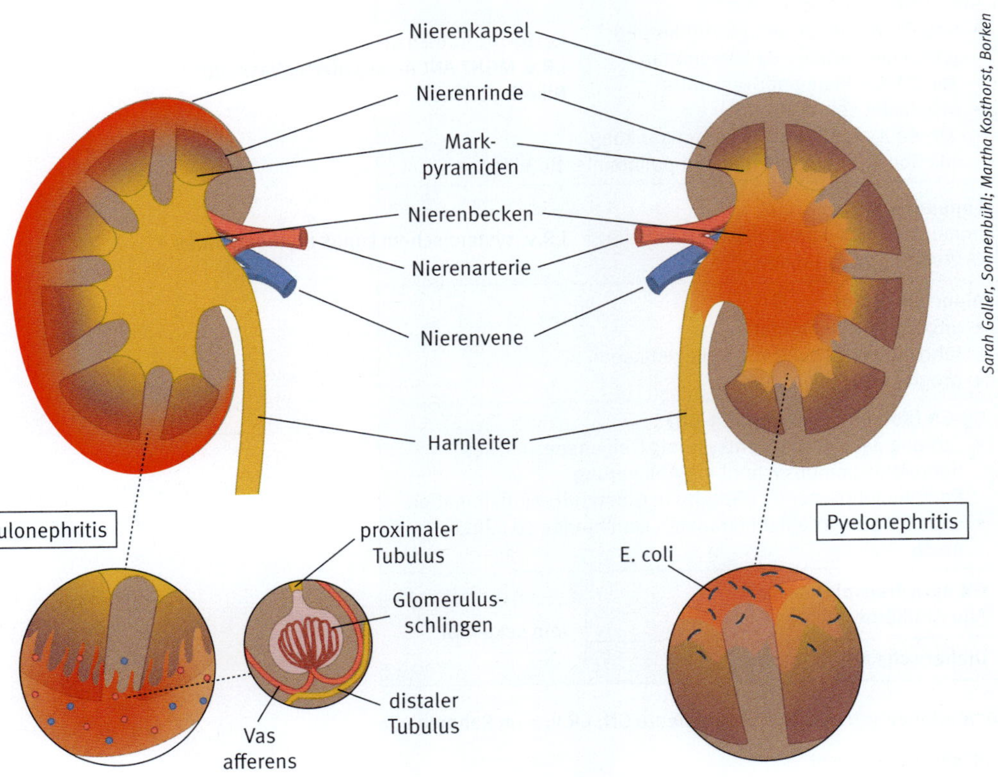

Abb. 4 Glomerulonephritis und Pyelonephritis – Lokalisation der Inflammation im Vergleich.

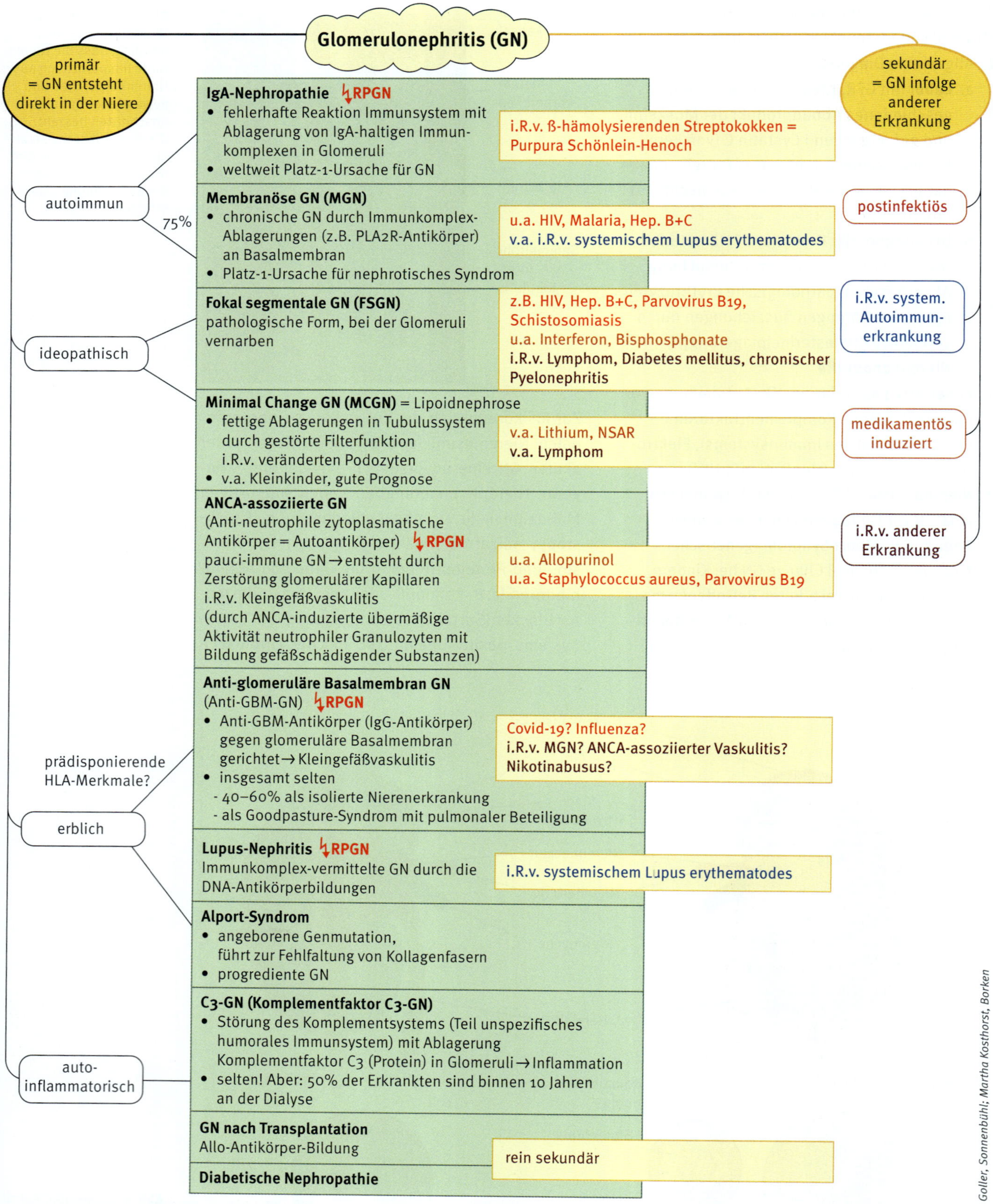

RPGN = Rapid-progressive Glomerulonephritis = rasch progrediente GN; i.R.v. = im Rahmen von

Sarah Goller, Sonnenbühl; Martha Kosthorst, Borken

Abb. 5 Glomerulonephritiden – grafische Übersicht

Nierenfunktionsverlust verlangsamt werden. Wissenschaftlich evident zeigt sich auch der nephroprotektive Effekt durch Etablierung von SGTL-2-Hemmern (Sodium-glucose linked transporter 2-Inhibitoren: Dapagliflozin, Empagliflozin) bei der Therapie primärer GN. Häufig ist der zusätzliche Einsatz von Glukokortikosteroiden und Immunsuppressiva (z. B. Cyclophosphamid) unverzichtbar. Die Forschung zur Immunpathogenese läuft seit Jahren auf Hochtouren. Monoklonale Antikörper sind bereits Teil neuer Therapieansätze; klinische Studien zur Anwendung der aus der Onkologie bekannten CAR-T-Zell-Therapie werden durchgeführt [3].

Die größte Gefahr einer akuten GN ist die **akute Nierenschädigung (Acute Kidney Injury = AKI)** intrarenaler Genese, wobei präklinisch die durch das Acute Kidney Injury Network definierte Stadieneinteilung (AKIN-Stadien 1–3) irrelevant ist [1]. Von großer Relevanz ist die Anamnese (ggf. Fremdanamnese mit u. a. Erfragung der Urinmenge) und klinische Beurteilung der Betroffenen – unter Beachtung der pathophysiologischen Vorgänge:

- Anreicherung harnpflichtiger Substanzen ab Urinausscheidung von ca. ≤ 400 ml / 24 h, insbesondere Harnstoff (Urea): Desorientiertheit, Vigilanzminderung, Juckreiz, Foetor uraemicus (urinartiger Geruch) sind klinische Zeichen einer **Urämie**
- Störungen im Säure-Basen-Haushalt mit Entwicklung einer **metabolischen Azidose**: evtl. Auftreten einer vertieften Atmung = Kußmaul-Atmung als pathologisches Atemmuster
- **Elektrolytentgleisungen** – CAVE: Hyperkaliämie mit hohem Risiko für maligne Herzrhythmusstörungen; Monitoring incl. 12-Kanal-EKG ist obligat (Flache P-Wellen? Spitze T-Wellen? Breite QRS-Komplexe?), medikamentös kommen inhalative ß2-Sympathomimetika (Salbutamol) sowie langsame i. v.-Gabe von Calcium (10 ml Calciumchlorid 10 % / 30 ml Calciumglukonat 10 %) zum Einsatz (Insulin-Glukose-Gabe nur innerklinisch!)
- Entstehung einer **Hypervolämie**: auf Ödeme und klinische Zeichen von Perikarderguss oder Lungenödem achten

Des Weiteren besteht durch den Proteinverlust (incl. gerinnungshemmendes Protein Antithrombin) im Rahmen des nephrotischen Syndroms ein erhöhtes Risiko für **thrombembolische Ereignisse** [3].

Das präklinische Management umfasst nach initialer Durchführung des ABCDE-Schemas die zielgerichtete Anamnese, körperliche Untersuchung, Monitoring und die Auswahl der korrekten **Zielklinik mit Nephrologie** – inklusive Vorhaltung einer notfallmäßig durchführbaren Dialysetherapie auf Intensivstation.

Pyelonephritis

Die Pyelonephritis ist eine **Entzündung des Nierenbeckens und des umgebenden Nierenparenchyms**. Als obere Harnwegsinfektion entwickelt sie sich überwiegend akut bei Kindern und Erwachsenen jeden Alters, wobei die höchste Inzidenz bei jungen Frauen im Alter von 15 bis 29 Jahren liegt [5]. Chronische Verläufe sind möglich.

Analog der Zystitis (Blasenentzündung) werden unkomplizierte und komplizierte Pyelonephritiden unterschieden [6], wobei diese Einteilung keinerlei Aussage über klinisches Bild und Prognose beinhaltet. Auch bei unkomplizierten Pyelonephritiden sind schwere Verläufe möglich.

- Unkomplizierte Pyelonephritis: bei Abwesenheit komplizierender Faktoren (z. B. funktionelle/anatomische Besonderheiten, einliegende Kathetersysteme, relevante Komorbiditäten)
- Komplizierte Pyelonephritis: bei Vorliegen komplizierender Faktoren wie z. B. Alter (postmenopausale Frauen, geriatrische Patienten, junge Männer aufgrund möglicher Mitbeteiligung Prostata), Schwangerschaft, instabile Blutzucker-Stoffwechsellage bei Diabetikern und/oder diabetische Folgeerkrankungen, rezidivierende Harnwegsinfekte (≥ 2 Infekte in 6 bzw. ≥ 3 Infekte in 12 Monaten) usw.

Zunehmend wird kritisch diskutiert, ob eine Pyelonephritis überhaupt als unkompliziert angesehen werden kann, derzeit ist das hier geschilderte Konzept aber (noch) Gegenstand der Leitlinien [6].

Meistens tritt eine Pyelonephritis unilateral auf. Typisches klinisches Bild sind neben allgemeinem Krankheitsgefühl (Abgeschlagenheit, Appetitlosigkeit) und vorausgehender oder begleitender Symptomatik einer Blasenentzündung (Dysurie = schmerzhafte oder erschwerte Blasenentleerung, Algurie = Schmerzen beim Wasserlassen, Pollakisurie = häufiges Wasserlassen, imperativer Harndrang), Kopfschmerzen, dumpfe oder krampfartige **Flankenschmerzen** sowie Temperatur ≥ 38 °C bis hin zu hohem **Fieber** (durch Bildung des Pyrogen IL-6 in den Harnwegen) und Schüttelfrost.

> **Merke:** Bei geriatrischen Patienten (> 70 Jahre) muss die häufig physiologisch veränderte Regulation der Körpertemperatur beachtet werden: die Annahme von Fieber gilt bereits ab 37,4 °C [6].

Auch subklinische Verlaufsformen mit atypischer Symptomatik (Übelkeit, Müdigkeit, Subileus) sind im Rahmen einer Pyelonephritis möglich. Ebenso können die Betroffenen Anzeichen einer Nierenkolik zeigen, die im Rahmen einer Nephrolithiasis (Nierensteinleiden) auftreten kann: Die Bildung von Infektsteinen kann mit einer Pyelonephritis einhergehen und entspricht einem schweren Krankheitsverlauf [1].

Diagnostische Maßnahmen umfassen die Urinanalyse (Teststreifen-Screening für pH-Wert-Bestimmung und Nachweis einer Ausscheidung von Leukozyten, Nitrit, Eiweiß, Glukose, Keton, Urobilinogen, Bilirubin und Erythrozyten) sowie die **mikrobiologische Urinuntersuchung** (Urikult-Anlage zur Erregerbestimmung und Antibiogramm-Erstellung). Laboruntersuchungen von Infekt- und Nierenretentionsparametern können bei der Einschätzung der Erkrankungsschwere hilfreich sein; die Abnahme von Blutkulturen ist bei Betroffenen mit hohem Risiko für komplikative Verläufe, negativer Urinkultur oder fehlender Therapieansprache indiziert. Eine ergänzende Sonografie zum Ausschluss bzw. Nachweis von z. B. Harnaufstau im Nierenbecken oder Nierenabszessbildung sollte situativ erwogen werden. Hierbei können zusätzliche Informationen über Volumenstatus (Vena cava inferior) und Restharnbildung (Harnblasenvolumina vor und nach Miktion) gewonnen werden. Gelegentlich bedarf es einer weiteren Schnittbildgebung, insbesondere bei begleitenden Infektsteinen oder abszedierender Pyelonephritis.

Bei 90 % der Pyelonephritiden liegt eine Infektion mit **Escherichia coli** (E. coli) vor. Dieses säurebildende Bakterium gehört zu den gramnegativen Stäbchen, wird auch Kolibakterium genannt und findet sich bei gesunden Personen als physiologi-

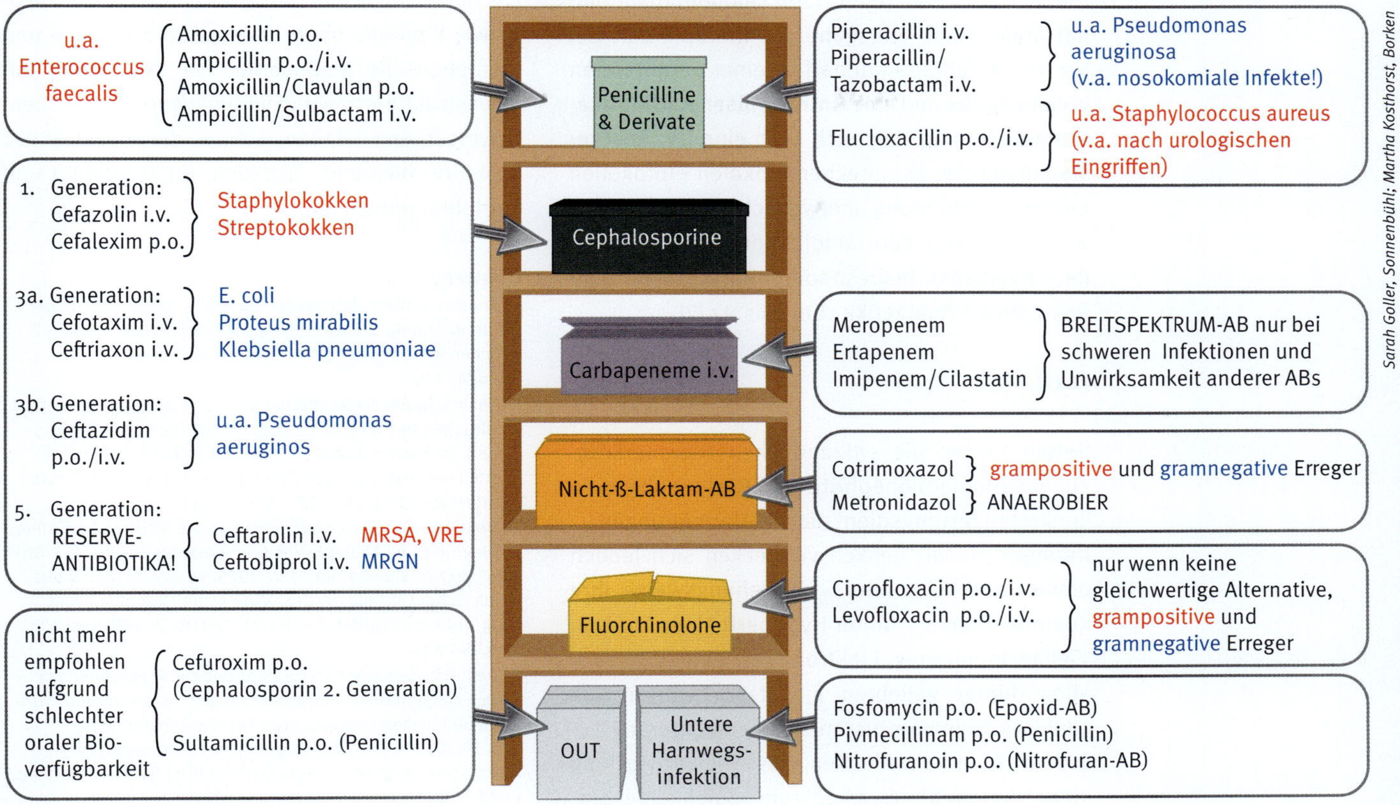

AB = Antibiotikum; VRE = Vancomycin-resistenter Enterococcus; MRSA = Methicillin-resistenter Staphylococcus aureus; MRGN = Multiresistente gramnegative Erreger

Abb. 6 Überblick über typisches Keimspektrum und leitliniengerechte antibiotische Therapie

scher Teil der Darmflora. Seltener nachgewiesen werden Staphylococcus saprophyticus, Klebsiella pneumoniae und Proteus mirabilis sowie Enterokokken bei Mischinfektionen (➤ Abb. 6).

Leitliniengerecht soll bei akuter Pyelonephritis frühestmöglich eine wirksame **Antibiotikatherapie** etabliert werden.

Bei der Auswahl des Antibiotikums sind individuelles Patientenrisiko, kalkuliertes Erregerspektrum, erwartete Erregerempfindlichkeit, unerwünschte Arzneimittelwirkungen (UAWs) und individuelle Resistenzsituation zu beachten. Für den uropathogenen Haupterreger E. coli sind die in der Leitlinie genannten Erstlinien-Antibiotika derzeit als orale Antiinfektiva (noch) gut wirksam [6]. Allerdings zeigen sich für Trimethoprim/Sulfamethoxazol (Cotrim®, Wirkstoffgruppe: Folsäureantagonist) und Fluorchinolone (z. B. Ciprofloxacin) insgesamt zunehmende und geografisch variierende Resistenzlagen [5].

Die häufig bei Zystitis eingesetzten und gut wirksamen Antibiotika Nitrofurantoin und Fosfomycin (Monuril®, Single-Shot-Therapie) sind bei Pyelonephritis aufgrund zu geringer reno-parenchymatöser Wirksamkeit nicht indiziert.

Merke: Jede Pyelonephritis birgt das **Risiko einer Urosepsis**. Zudem sind Anämie, akute Nierenschädigung und pulmonale Komplikationen sowie Frühgeburtlichkeit bei bestehender Schwangerschaft **mögliche Risiken schwerer Verläufe**. Rasches Erkennen und ein zielgerichtetes Management (ABCDE-Schema, i.v.-Rehydratation, Analgesie, ggf. bereits präklinische Antibiotikatherapie, richtige Zielklinik) sind Kernelemente der präklinischen Versorgung.
Pyelonephritiden können insbesondere im Entwicklungsalter durch verzögerte antibiotische Therapie zu **parenchymatöser Narbenbildung** führen. Langfristig besteht dadurch ein erhöhtes Risiko für die Entwicklung einer **arteriellen Hypertonie** und **Niereninsuffizienz** [1].

Die meisten Pyelonephritiden sind ambulant und mit oraler Antibiotikagabe gut therapierbar. Bei schweren Verläufen bedarf es einer **parenteralen Volumengabe** und einer **intravenösen Antibiotikatherapie**, häufig zeigt sich auch eine **i.v.-Analgesie** notwendig. Entsprechend lokalen Protokollen und unter Beachtung unerwünschter Arzneimittelwirkungen und Kontraindikationen kommen im Rettungsdienst insbesondere Paracetamol und Novalgin als Analgetika zum Einsatz [2].

Fazit

Selten führen die entzündlichen Nierenerkrankungen Glomerulonephritis und Pyelonephritis zu konkreten rettungsdienstlichen Alarmierungen.
Häufiger als wir denken verstecken sich jedoch diese Krankheitsbilder – beziehungsweise ihre Komplikationen – hinter Hypoperfusion, Anämie, Vigilanzminderung, Elektrolytentgleisung und vor allem hinter geliebten Einsatzstichworten wie „unklare Allgemeinzustandsverschlechterung".
Immer gilt es zu bedenken, dass die Entwicklung einer akuten Nierenschädigung durch eine Glomerulonephritis und die Entstehung einer Urosepsis im Rahmen einer Pyelonephritis eben doch akut auftretenden Notfallbildern entsprechen, die für die Betroffenen lebensbedrohlich werden können.
Verständnis für Anatomie, Physiologie und Pathophysiologie sind daher auch für diese Krankheiten aus Nephrologie und Urologie unabdingbar – ebenso wie Kenntnis über diagnostische Ansätze und therapeutische Maßnahmen. In Verbindung mit einer strukturierten und leitliniengerechten Patientenversorgung können wir auf diese Weise das Risiko für bleibende Schäden, für Morbidität und Mortalität reduzieren.

Quellen:

[1] Thamm A. Niere, Harnwege, Wasser- und Elektrolythaushalt. In: Dönitz S, Flake F (Hrsg.) Mensch Körper Krankheit für den Rettungsdienst. 4. A. München: Elsevier, 2022. S. 474–476.
[2] Koch S, Kuhnke R Nephrologische und urologische Notfälle, Störungen des Wasser-Elektrolyt- und Säure-Basen-Haushalts. In: Koch S, Kuhnke R (Konzeptionelle Fachbeirate) retten – Notfallsanitäter. 2023 Georg Thieme Verlag Stuttgart New York. S. 990–995, 1001–1005.
[3] Deutsche Gesellschaft für Nephrologie (DGfN) S3-Leitlinie: „Diagnose und Therapie von Glomerulonephritiden (S3-GN)" Auflage/Version Datum: März 2025, V01 Verfügbar unter: Link zu der Leitlinie bei der AWMF https://register.awmf.org/de/leitlinien/detail/090-003 (letzter Zugriff am: 06.09.2025)
[4] Deutsche Gesellschaft für Nephrologie, Pressemeldung Neue zielgerichtete Therapieansätze für Glomerulonephritiden und Systemerkrankungen mit Nierenbeteiligung, 06.10.2023 https://www.dgfn.eu/pressemeldung/pm-20231006-05-glomerulonephritiden.html (letzter Zugriff am: 07.09.2025)
[5] Herness J, Buttolph A, Hammer NC. Acute Pyelonephritis in Adults: Rapid Evidence Review. Am Fam Physician. 2020 Aug 1;102(3):173-180. PMID: 32735433.
[6] Deutsche Gesellschaft für Urologie e. V. (Hrsg.): S3 Leitlinie: Epidemiologie, Diagnostik, Therapie, Prävention und Management unkomplizierter, bakterieller, ambulant erworbener Harnwegsinfektionen bei Erwachsenen – Aktualisierung 2024. Langversion, 3.0, AWMF Registernummer: 043/044, https://register.awmf.org/de/leitlinien/detail/043-044 (letzter Zugriff am: 06.09.2025)

Die Autorin

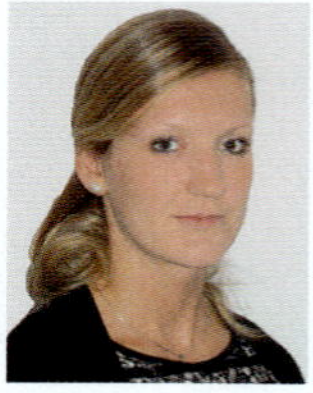

Dr. med. Sarah Goller, Ausbildung zur Rettungsassistentin in Reutlingen, im Anschluss Medizinstudium in Tübingen. Derzeit Ärztin in Weiterbildung Allgemeinmedizin in der Tropenklinik Paul-Lechler-Krankenhaus Tübingen und Hausarztpraxis im Landkreis Tübingen. Langjährige AMLS- und PHTLS-Instruktorin der DBRD-Akademie, Buchautorin, Übersetzerinnentätigkeit.

Interessenskonflikt: Die Autorin gibt an, dass kein Interessenkonflikt besteht.

Schlaganfallähnliche Symptome: ARIA im Notfall erkennen

Bei Patienten mit früher Alzheimer-Krankheit unter aktueller oder nach kürzlich beendeter Therapie mit Anti-Amyloid-Antikörpern wie z. B. Leqembi®▼ (Lecanemab) können schlaganfallähnliche Symptome ARIA-bedingt sein. ARIA treten in zwei Formen auf: mit Ödem (ARIA-E) und mit Hämosiderinablagerungen (ARIA-H). Da ARIA klinisch einem ischämischen Schlaganfall ähneln kann, sollte vor einer Behandlungseinleitung – idealerweise mittels MRT – geprüft werden, ob die Symptome auf ARIA zurückzuführen sind. Andernfalls könnte das Risiko für schwere Komplikationen deutlich erhöht sein [1].

Handlungsvorschlag in der Notfallversorgung

Neurologische Symptome, die klinisch auf einen ischämischen Schlaganfall hindeuten, können bei Patienten mit Alzheimer-Krankheit auf eine aktuelle oder kürzlich beendete Therapie mit Anti-Amyloid-Antikörpern zurückgehen. Liegt keine solche Therapie vor, kann im Notfall-Setting die Standarddiagnostik mit dem bekannten Behandlungsablauf erfolgen. Besteht eine solche Therapie aktuell oder wurde sie kürzlich beendet, sollte sofort ein MRT angefordert werden. Bei bestätigter ARIA unter laufender Anti-Amyloid-Antikörper-Therapie sind Maßnahmen gemäß der jeweiligen Fachinformation (z. B. Leqembi® (Lecanemab) [2]) einzuleiten. Liegt eine andere Diagnose vor, z. B. ein Schlaganfall unter laufender Anti-Amyloid-Antikörper-Therapie, muss dies bei der weiteren Behandlung berücksichtigt werden. In jedem Fall ist der behandelnde Arzt, der die Anti-Amyloid-Antikörper-Therapie verantwortet, zügig über MRT-Ergebnisse zu informieren – unabhängig von der Diagnose. Diese Information ist zentral für das obligatorische, regelmäßige Monitoring im Rahmen der Therapie (➤ Abb. 1) [3].

Hier finden Sie den Handlungsvorschlag zur Notfallversorgung als PDF:

Handlungs-vorschlag

Leqembi®▼ Fachinformation

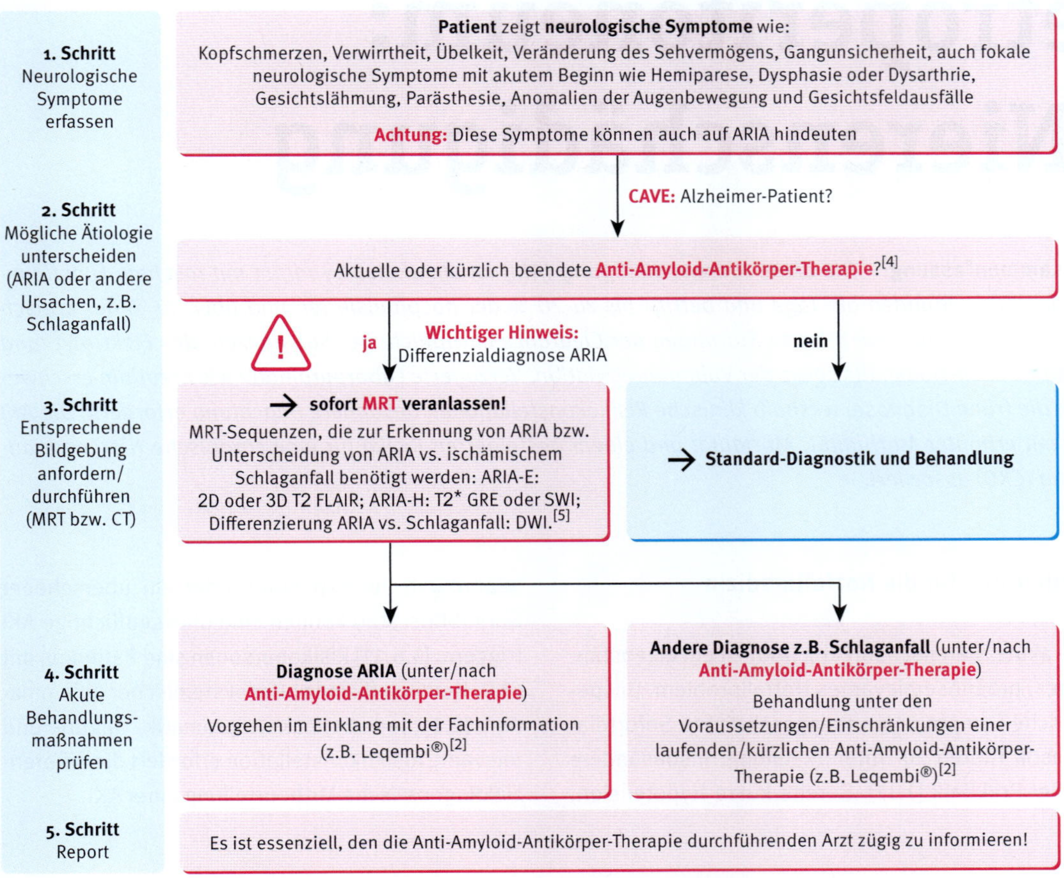

Quellen:

[1] Reish NJ et al. N Engl J Med. 2023; 388(5):478–479
[2] Leqembi®▼ Fachinformation, aktueller Stand
[3] Cummings et al. J Prev Alz Dis 2023; 10;3:362–377
[4] Barakos J et al. AJNR Am J Neuroradiol. 2013; 34(10): 1958–1965
[5] Cogswell PM et al. AJNR AM J Neuroradiol. 2025; 46:24–32

Abkürzungen/Hinweis:

ARIA: Amyloid-assoziierte Bildgebungsanomalien; CT: Computertomographie; DWI: diffusionsgewichtete Bildgebung; MRT: Magnetresonanztomographie; GRE: Gradientenecho; SWI: suszeptibilitätsgewichtete Bildgebung

▼ Dieses Arzneimittel unterliegt einer zusätzlichen Überwachung.

Abb. 1: Handlungsvorschlag in der Notfallversorgung von Patienten mit früher Alzheimer-Krankheit

DE-NEUR-25-00250 | Biogen-274297

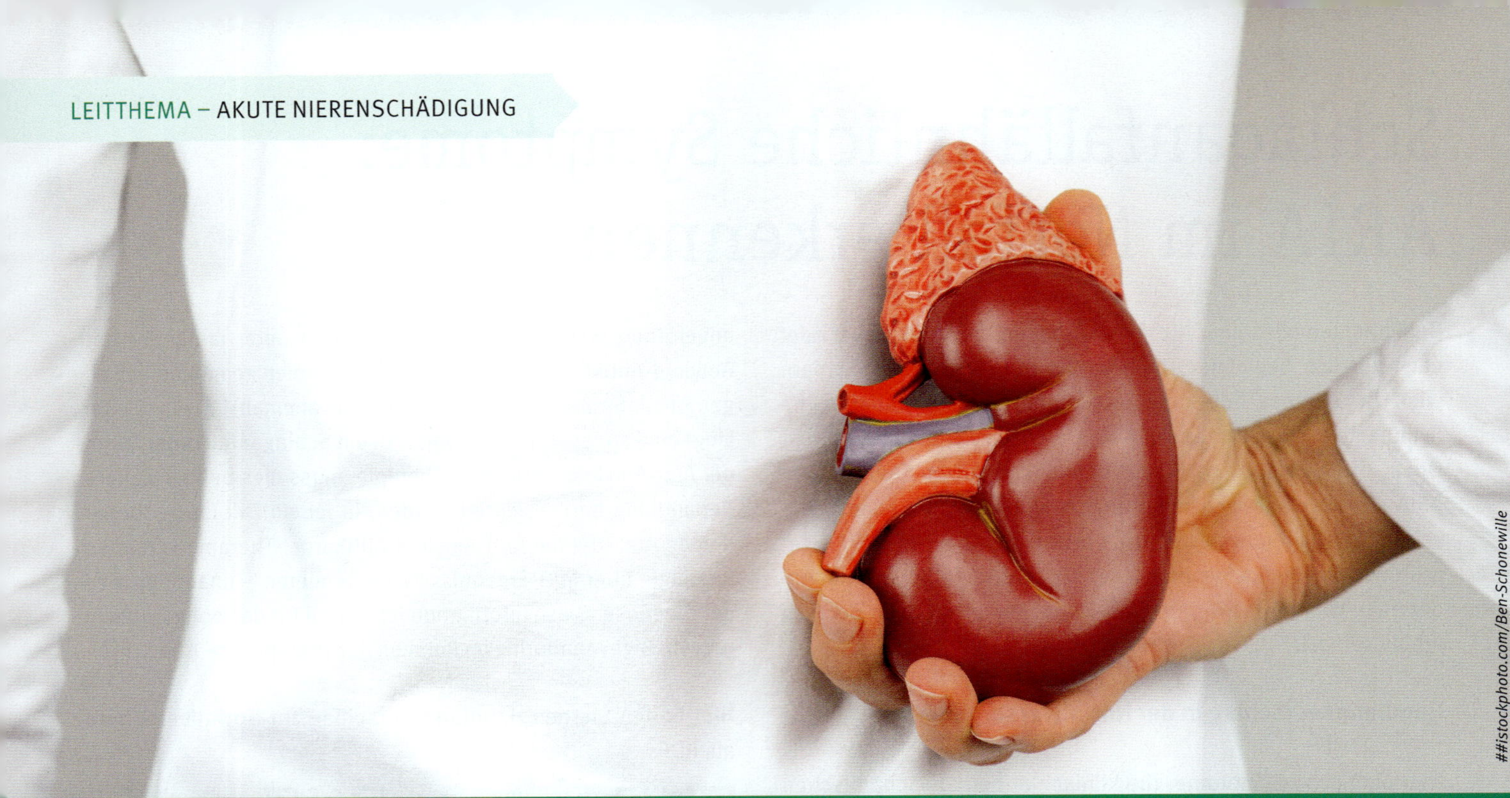

##istockphoto.com/Ben-Schonewille

Schlimme Nachricht aus dem Retroperitoneum: Akute Nierenschädigung

Schlüsselwörter:
Akute Nierenschädigung (AKI)
Chronische Nierenerkrankung (CKD)
KDIGO
Prärenales Nierenversagen
Tubulusnekrose
Urämie
Hyperkaliämie
Risikopatienten
Frühdiagnostik
Notfallmedizin
Dialyseindikation

Zusammenfassung: *Die akute Nierenschädigung (AKI) ist ein akutes Syndrom mit raschem Funktionsverlust über Stunden bis Tage und betrifft bis zu 20 % der hospitalisierten und über 50 % der kritisch kranken Patienten. Sie führt zu Störungen der Clearance harnpflichtiger Substanzen, des Elektrolyt- und Säure-Basen-Haushalts sowie der Volumenregulation. Verzögerte Laborparameter wie Kreatinin erschweren die frühe Diagnose, weshalb klinische Risikokonstellationen besondere Beachtung erfordern. Die AKI ist mit erhöhter Morbidität, Mortalität und einem gesteigerten Risiko für eine chronische Nierenerkrankung (CKD) assoziiert.*

Bedeutung für die Notfallmedizin

Die akute Nierenschädigung (AKI) ist ein eigenständiges, prognoserelevantes Notfallproblem. Unspezifische Symptome und eingeschränkte Sofortdiagnostik führen zu Untererkennung, insbesondere in der Präklinik [1,11]. Bereits kurze Hypotension, nephrotoxische Exposition oder ein übersehener Harnabflussstau können eine dialysepflichtige AKI triggern. [1,6,11] Risikopersonen sind Patienten mit CKD, Herzinsuffizienz oder systemischer Inflammation. [2,11] Jede Schocksymptomatik, Oligurie und relevante Risikokonstellation erfordert die differenzialdiagnostische Mitbeurteilung einer AKI.

Anatomische und physiologische Grundlagen der Nierenfunktion

Die paarig angelegten Nieren liegen retroperitoneal und messen etwa 10–12 cm in der Länge bei einem Gewicht von 120–180 g. Makroskopisch gliedern sie sich in Rinde (Cortex renalis) und Mark (Medulla renalis). In der Rinde befinden sich die Nierenkörperchen, bestehend aus Glomerulus und Bowman-Kapsel, sowie die Tubuli. Die Markpyramiden (8–18) münden über Papillen in das Nierenbecken (➤ Abb. 1). Funktionell verfügt jede Niere über etwa 1–1,3 Mio. Nephrone. Diese bestehen aus Glomerulus, Tubulussystem und Sammelrohr und dienen der Harnbildung durch Filtration, Reabsorption und Sekretion.

Die Niere reguliert:

- Wasser-, Elektrolyt- und Säure-Basen-Haushalt
- Blutdruck über das Renin-Angiotensin-Aldosteron-System (RAAS)
- Erythropoese über Erythropoetin
- Aktivierung von Vitamin D (Calcitriol)
- Glukoneogenese im proximalen Tubulus

Die **glomeruläre Filtrationsrate (GFR)** beträgt physiologisch etwa 90–120 ml/min/1,73 m^2 und wird üblicherweise über das Serumkreatinin geschätzt, z. B. mithilfe der CKD-EPI-Formel.

Der **juxtaglomeruläre Apparat (JGA,** ➤ Abb. 2) umfasst folgende Strukturen:

- Renin-produzierende Zellen an der afferenten Arteriole
- Macula densa als NaCl-Sensor im distalen Tubulus
- Mesangiumzellen zur Signalweiterleitung

Die renale Autoregulation stabilisiert GFR und renalen Blutfluss im Bereich eines **mittleren arteriellen Drucks (MAP)** von 80–180 mmHg:

- Der Bayliss-Effekt (myogener Reflex) regelt die afferente Arteriole mechanisch.
- Das tubuloglomeruläre Feedback reduziert bei erhöhtem NaCl die Filtrationsrate.

Diese autoregulatorischen Mechanismen schützen die Niere sowohl vor ischämischer Schädigung als auch vor Überfiltration, besonders in hämodynamisch kritischen Situationen.

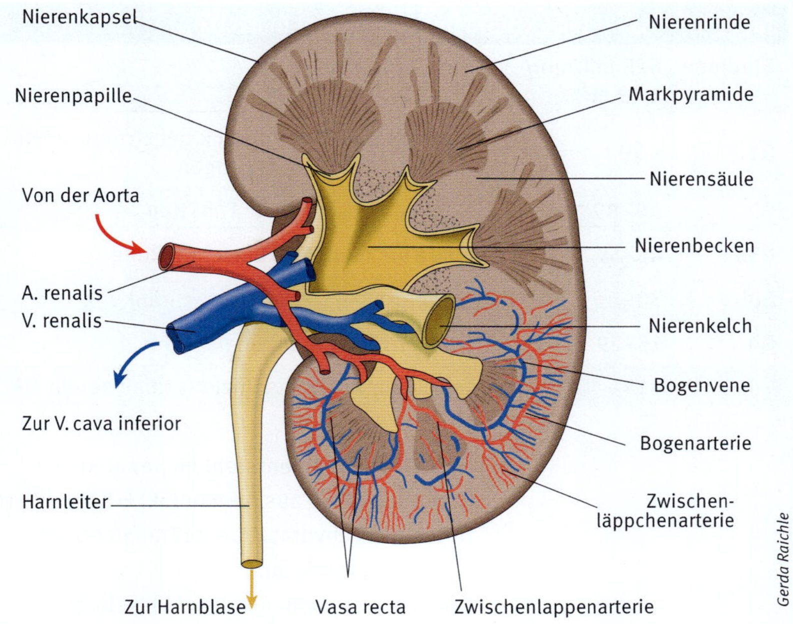

Abb. 1 Makroskopischer Aufbau der Niere

Harnpflichtige Substanzen und laborchemische Parameter

Harnpflichtige Substanzen sind wasserlösliche Stoffwechselendprodukte, die ausschließlich oder überwiegend renal ausgeschieden werden müssen, um eine toxische Akkumulation im Körper zu vermeiden. Zu den klinisch relevanten harnpflichtigen Substanzen zählen:

Abb. 2 Juxtaglomerulärer Apparat

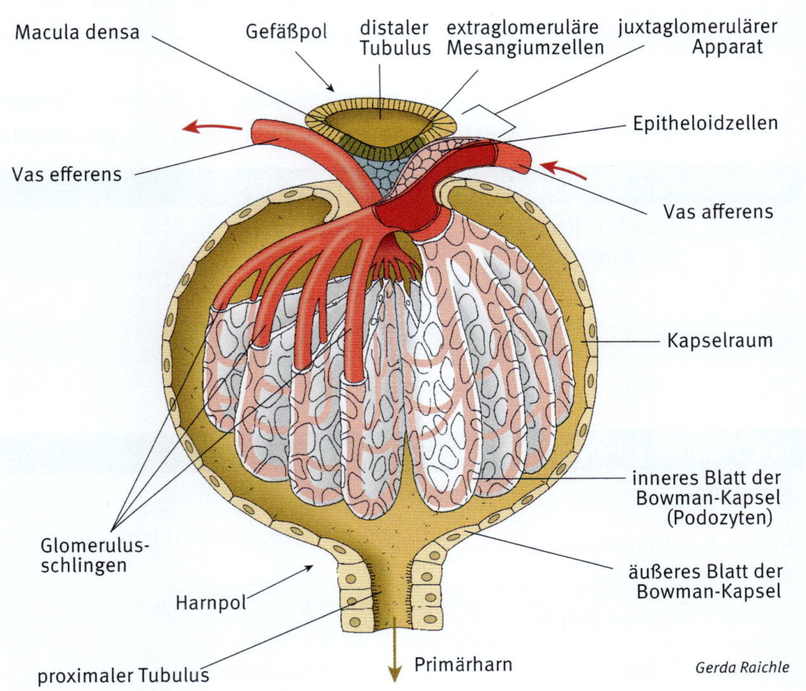

Tab. 1 GFR-basiertes CKD-Staging (G-Stadien) (nach [16])

Stadium	GFR [ml/min/ 1,73 m²]	Beschreibung
G1	≥ 90	Normale oder erhöhte GFR bei strukturellen/ funktionellen Schädigungen
G2	60–89	Leicht eingeschränkte Funktion
G3a	45–59	Milde bis moderate Einschränkung
G3b	30–44	Moderate bis schwere Einschränkung
G4	15–29	Schwere Einschränkung
G5	< 15	Terminale Niereninsuffizienz (dialysepflichtig)

- **Harnstoff (Urea):** entsteht im hepatischen Harnstoffzyklus aus Ammoniak. Erhöhte Werte treten bei Dehydratation, prärenaler oder renaler Azotämie auf.
- **Kreatinin:** stammt aus dem Muskelstoffwechsel. Seine Konzentration im Serum ist proportional zur Muskelmasse. Kreatinin ist ein etablierter Marker zur Abschätzung der GFR, weist jedoch Einschränkungen bei sehr alten, jungen oder muskelarmen Personen auf.
- **Harnsäure:** entsteht aus dem Abbau von Purinen. Erhöhte Konzentrationen finden sich bei Gicht, zytotoxischer Therapie oder eingeschränkter renaler Ausscheidung.
- **Phosphat und Ammonium:** werden in den Nierentubuli sezerniert und überwiegend renal eliminiert.

In der klinischen Labordiagnostik dienen **Serumkreatinin, Harnstoff, Cystatin C,** der **geschätzte GFR-Wert (eGFR)** sowie der **Urinstatus** (Proteinurie, Mikrohämaturie, spezifisches Gewicht, Sediment) zur Beurteilung der Nierenfunktion. Besonders im notfallmedizinischen Kontext ist eine rasche Einschätzung von Bedeutung, um renale Ursachen für Bewusstseinsstörungen, Elektrolytverschiebungen oder Anurie zeitnah zu erkennen. [1]

Tab. 2 Albuminurie-Stadien (A-Stadien) (nach [16])

Stadium	Albumin/Kreatinin-Ratio (mg/g)	Klassifikation
A1	< 30	Normal bis leicht erhöht
A2	30–300	Moderat erhöht
A3	> 300	Stark erhöht

Tab. 3 KDIGO-Kriterien für AKI (nach [17])

Kriterium	Beschreibung
Serum-Kreatinin-Anstieg	≥ 0,3 mg/dl (≥ 26,5 µmol/l) innerhalb von 48 h
Serum-Kreatinin-Anstieg	≥ 1,5-fach gegenüber Ausgangswert innerhalb von 7 d
Urinausscheidung	< 0,5 ml/kg KG/h über ≥ 6 h

> **Merke:** Besonders im notfallmedizinischen Setting ist eine rasche, orientierende Einschätzung der Nierenfunktion entscheidend, um renale Ursachen für Vigilanzminderung, Elektrolytstörungen oder Anurie frühzeitig zu erkennen. [1]

CKD-Stadien

Die Klassifikation der CKD basiert auf einer kombinierten Bewertung der GFR (> Tab. 1) und der Albuminurie (> Tab. 2).

> **Merke:** Das Risiko für kardiorenale Komplikationen, Mortalität und Progression zur Dialysepflichtigkeit steigt bereits bei Kombinationen wie G2/A2 deutlich an, insbesondere bei gleichzeitigem Vorliegen von Hypertonie oder Diabetes mellitus. [9]

Die akute Nierenschädigung

Das **akute Nierenversagen (ANV)** – zeitgemäß als **akute Nierenschädigung (AKI, Acute Kidney Injury)** bezeichnet – ist ein klinisch-diagnostisches Syndrom, das durch einen plötzlichen Funktionsverlust der Nieren charakterisiert ist. Es resultiert in einer Beeinträchtigung der glomerulären Filtration, der tubulären Reabsorption sowie der renalen Exkretion von Flüssigkeit, Elektrolyten und harnpflichtigen Substanzen. Die Begriffe akutes Nierenversagen und AKI werden häufig noch synonym verwendet.

KDIGO-Definition:

AKI liegt vor bei **mindestens einem** der folgenden Kriterien (> Tab. 3, > Tab. 4) [8, 9]:

- Anstieg des Serumkreatinins um 0,3 mg/dl innerhalb von 48 h oder

- Anstieg auf mindestens das 1,5-Fache des Ausgangswertes innerhalb von 7 Tagen oder
- Urinausscheidung unter 0,5 ml/kg KG/h für mindestens 6 h.

Diese Definition gilt unabhängig von der zugrunde liegenden Ursache und ist sowohl im präklinischen als auch im innerklinischen Kontext anwendbar.

Tab. 4 AKIN-Stadien

Stadium	Kreatininkriterium	Urinkriterium
1	Anstieg ≥ 0,3 mg/dl in 48 h oder 1,5- bis 1,9-facher Anstieg in 7 d	< 0,5 ml/kg KG/h über 6–12 h
2	2,0- bis 2,9-facher Anstieg des Serumkreatinins	< 0,5 ml/kg KG/h über ≥ 12 h
3	≥ 3,0-facher Anstieg oder ≥ 4,0 mg/dl oder Beginn einer Nierenersatztherapie	< 0,3 ml/kg KG/h über ≥ 24 h oder Anurie ≥ 12 h

Epidemiologie

Die AKI ist eine der häufigsten Komplikationen kritisch kranker Patienten. Sie ist mit einer signifikant erhöhten Mortalität (30–60 %), einer längeren stationären Verweildauer sowie einem erhöhten Risiko für die Entwicklung einer chronischen Nierenerkrankung assoziiert [1,7,8]. Selbst nach initialer Erholung bleibt das Risiko für spätere kardiovaskuläre Ereignisse und Dialysepflichtigkeit bestehen. Die Inzidenz variiert je nach Patientengruppe (➤ Tab. 5). [7,8]

> **Merke:** Besonders gefährdet sind geriatrische und multimorbide Patienten sowie Personen mit vorbestehender chronischer Nierenerkrankung (CKD), Diabetes mellitus, kardiovaskulären Erkrankungen oder systemischer Inflammation.

Ätiologie – Ursachenstruktur

Die Ursachen der AKI lassen sich pathogenetisch in drei Hauptgruppen einteilen (➤ Abb. 3):

- **Prärenale Ursachen**
  Diese Form ist mit etwa 60–70 % die häufigste und beruht auf einer unzureichenden Durchblutung der Nieren bei zunächst unversehrtem Nierenparenchym. [1,11] Zu den typischen Auslösern gehören eine Hypovolämie infolge von Exsikkose, gastrointestinale Flüssigkeitsverluste oder Blutungen. Weitere häufige Ursachen sind Schockzustände unterschiedlicher Genese wie septischer, kardiogener oder hypovolämischer Schock. Auch eine Leberzirrhose mit Ausbildung eines hepatorenalen Syndroms sowie die Einnahme von nichtsteroidalen Antirheumatika oder RAS-Blockern bei bestehender Volumendepletion können zu einer prärenalen AKI führen.
- **Intrarenale Ursachen**
  Etwa 20–30 % aller Fälle beruhen auf einer direkten Schädigung des Nierengewebes. Hierzu zählt die akute Tubulusnekrose, die entweder durch eine länger anhaltende Ischämie oder durch nephrotoxische Substanzen verursacht wird. [1,14] Eine akute interstitielle Nephritis (➤ Abb. 4) tritt meist medikamentenbedingt auf. Glomerulonephritiden, häufig autoimmunologisch bedingt, sowie thrombotische Mikroangiopathien wie das hämolytisch-urämische Syndrom, die thrombotisch-thrombozytopenische Purpura oder eine disseminierte intravasale Gerinnung (DIC, ➤ Abb. 5) gehören ebenfalls zu dieser Gruppe. Toxische Substanzen wie Kontrastmittel, Aminoglykoside, Myoglobin oder Hämoglobin können ebenfalls eine intrarenale Schädigung hervorrufen.
- **Postrenale Ursachen**
  Mit einem Anteil von etwa 5–10 % entstehen postrenale Ursachen durch eine Abflussstörung des Harns. [1] Diese führt zu einem Druckanstieg oberhalb der Obstruktion und damit zu einer verminderten Filtration. Häufige

Tab. 5 Inzidenz für AKI

Patientengruppe	Inzidenz von AKI	Besondere Merkmale/ Komplikationen
Gesamtstationäre Patienten	5–10 %	Häufig asymptomatisch im Frühstadium, relevante Morbidität bei Progression
Intensivpatienten	bis zu 50 %	Erhöhtes Risiko durch hämodynamische Instabilität, Infektionen, Medikamente
Sepsispatienten	60–70 %	Pathogenese multifaktoriell: Hypovolämie, inflammatorische Mediatoren, endotheliale Dysfunktion, Toxine

Abb. 3 Ursachen der akuten Nierenschädigung

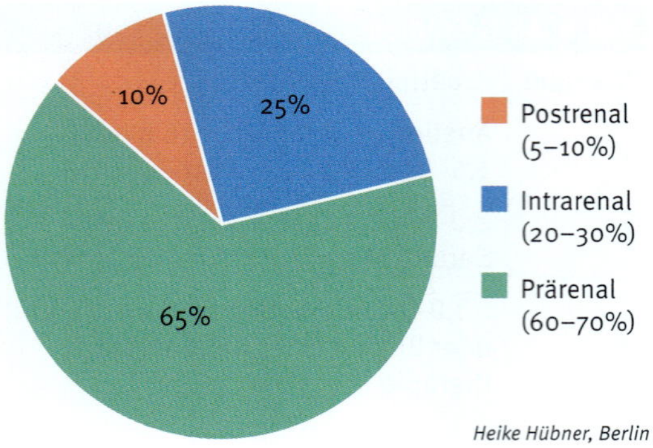

Heike Hübner, Berlin

Auslöser sind eine benigne Prostatahyperplasie, eine Urolithiasis oder tumorbedingte Harnwegsobstruktionen. Auch iatrogene Faktoren wie eine fehlerhafte Katheterlage oder ein postoperativer Harnverhalt können eine postrenale AKI verursachen.

> **Merke:** Ein AKI liegt bereits bei Erfüllung **eines** dieser Kriterien vor. Die Klassifikation ist dynamisch und erlaubt eine Einschätzung der Schwere und Prognose.

Pathophysiologie nach Ätiopathogenese

Prärenales AKI

Eine verminderte Nierendurchblutung senkt den renalen Perfusionsdruck und reduziert die glomeruläre Filtrationsrate. Die Macula densa registriert eine verringerte Natriumchloridkonzentration im Tubuluslumen und aktiviert das tubuloglomeruläre Feedback. Über das Renin-Angiotensin-Aldosteron-System wird die efferente Arteriole verengt, um den Filtrationsdruck aufrechtzuerhalten. Gleichzeitig steigern antidiuretisches Hormon und Sympathikusaktivierung die Wasserrückresorption und den Gefäßtonus. Hält die Hypoperfusion an, kommt es zu einer ischämischen Schädigung der Tubuluszellen (➤ Abb. 6) mit Übergang in ein intrarenales AKI. [1,14]

Prof. Dr. med. Kerstin Amann, Erlangen

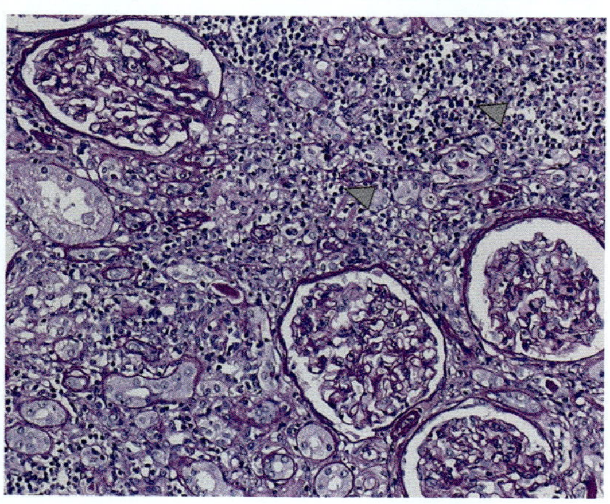

Abb. 4 Tubulointerstitielle Nephritis

Intrarenales AKI

Die direkte Schädigung des Nierenparenchyms, insbesondere der Tubulusepithelien, führt zu einem Verlust der Zellpolarität und zu Funktionsstörungen (➤ Tab. 6). Zelltrümmer verstopfen das Tubuluslumen und verursachen einen intratubulären Druckanstieg, der die glomeruläre Filtrationsrate weiter reduziert. Gleichzeitig diffundiert Filtrat aus den Tubuli zurück ins Interstitium. Eine ischämische oder toxische Schädigung kann die Reparaturfähigkeit der Tubuluszellen überfordern. Bei ausreichender Regeneration proliferieren verbleibende vitale Tubuluszellen und stellen die Funktion teilweise wieder her. [1,14]

Postrenales AKI

Eine Harnabflussstörung distal der Nieren verursacht einen Anstieg des intratubulären Drucks. Dieser Druck überträgt sich retrograd bis in die Bowman-Kapsel, wodurch der Filtrationsdruck in den Glomeruli sinkt. Bei länger bestehendem Harnstau kommt es zu einer mechanischen Schädigung der Tubuluszellen und zu entzündlichen Veränderungen, die die Nierenfunktion zusätzlich beeinträchtigen. [1]

Klinisch relevante Komorbiditäten und Risikopatienten

Bestimmte Begleiterkrankungen und Risikokonstellationen erhöhen die Anfälligkeit für ein akutes Nierenversagen erheblich. Dabei kann die Nierenfunktion entweder direkt durch die Grunderkrankung beeinträchtigt werden oder durch die eingeschränkte funktionelle Reserve gegenüber hämodynamischen Schwankungen dekompensieren. Eine frühzeitige Risikoerkennung ist entscheidend für Prävention, Diagnostik und Verlaufskontrolle.

Chronische Nierenerkrankung (CKD)

Eine vorbestehende Einschränkung der glomerulären Filtrationsrate reduziert die Kompensationsfähigkeit der Niere deutlich. Bereits geringe Zusatzbelastungen, z. B. durch Volumenmangel, Blutdruck-

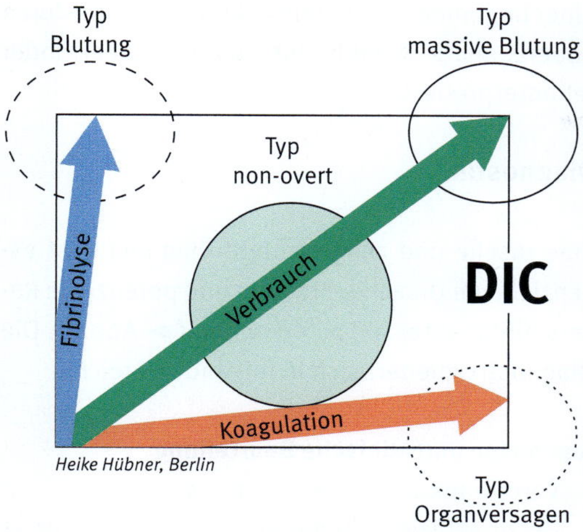

Abb. 5 Disseminierte intravasale Gerinnung (adaptiert nach Wada et al. licensee BioMed Central Ltd. 2014 [19])

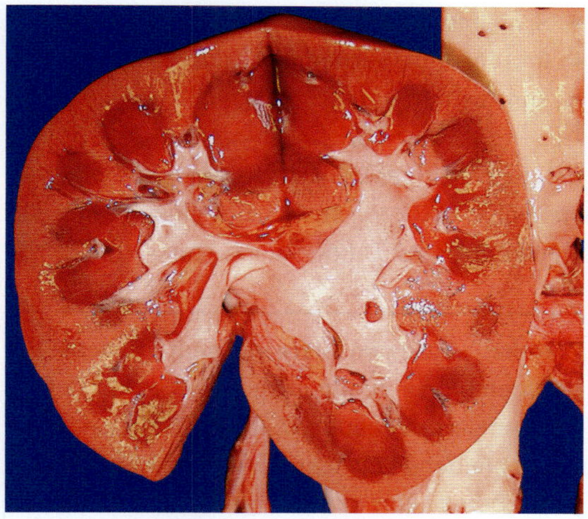

Dr. med. Dörthe Jechorek, Institut für Pathologie, Otto-von-Guericke-Universität Magdeburg; Prof. Dr. Albert Roessner, Magdeburg

Abb. 6 Schockniere

abfall oder nephrotoxische Substanzen, können zu einem vollständigen Verlust der Restfunktion führen. Die Progressionswahrscheinlichkeit zu einem dauerhaften terminalen Nierenversagen ist in dieser Gruppe besonders hoch. [10]

Diabetes mellitus

Die diabetische Mikroangiopathie betrifft auch die glomerulären Kapillaren. Dies erhöht die Vulnerabilität der Niere gegenüber ischämischen oder toxischen Schädigungen. Oxidativer Stress und die gestörte Endothelfunktion verstärken diese Prozesse zusätzlich. Ein akutes Nierenversagen geht bei Diabetikern häufiger in eine chronische Funktionseinschränkung über. [10]

Herzinsuffizienz

Ein reduziertes Herzzeitvolumen sowie eine kongestive venöse Rückstauung führen zu einer verringerten renalen Perfusion. Im akuten Fall entsteht ein sogenanntes kardiorenales Syndrom Typ I, bei dem eine kardiale Dekompensation sekundär zu einer akuten Nierenfunktionsverschlechterung führt. Beim chronischen kardiorenalen Syndrom (Typ II) liegt eine langfristige wechselseitige Organschädigung beider Systeme vor. [6]

Leberzirrhose

Die portale Hypertension in Kombination mit einer systemischen Vasodilatation verursacht eine effektive Hypovolämie. Der renale Perfusionsdruck sinkt, was eine kompensatorische Vasokonstriktion in den Nierenarterien auslöst. Das sogenannte hepatorenale Syndrom führt trotz intakter Nierenstruktur zu einem funktionellen, oft refraktären Nierenversagen mit hoher Letalität. [3]

Onkologische Erkrankungen

Maligne Erkrankungen erhöhen das AKI-Risiko durch verschiedene Mechanismen:

- **Tumorlysesyndrom:** Zellzerfall führt zu Hyperurikämie, Hyperphosphatämie und sekundärer Hypokalzämie
- **Obstruktive Uropathien:** tumorbedingte Kompression der ableitenden Harnwege
- **Nephrotoxische Chemotherapeutika:** z. B. Cisplatin, Methotrexat
- **Volumenmangel:** durch Erbrechen, Diarrhö oder Tumorkachexie

Polypharmazie

Die gleichzeitige Einnahme mehrerer potenziell nephrotoxischer Substanzen erhöht das Risiko einer medikamenteninduzierten Nierenschädigung. Besonders relevant sind:

- Nichtsteroidale Antirheumatika (NSAR)
- ACE-Hemmer und AT1-Blocker

Tab. 6 Einteilung der AKI nach Ätiopathogenese

Form	Hauptmechanismus	Beispielursachen	Reversibilität
Prärenal	Perfusionsminderung bei intakter Niere	Exsikkose, Schock, Sepsis	Hoch, bei früher Therapie
Intrarenal	Parenchymschaden (Tubuli, Glomeruli)	ATN, GN, AIN, Toxine	Variabel, oft verzögert
Postrenal	Obstruktion des Harnabflusses	BPH, Nierensteine (➤ Abb. 7), Tumor, Katheterprobleme	Gut, bei rascher Entlastung

- Schleifendiuretika
- Protonenpumpenhemmer (PPI)
- Kontrastmittel

Bei gleichzeitiger Exsikkose, Hypotonie oder bestehender CKD kann bereits eine einzelne Medikamentendosis zur Entgleisung führen. [12]

Merke: Vor allem ältere und multimorbide Patienten haben ein deutlich erhöhtes Risiko für prolongierte Verläufe, Dialysepflichtigkeit und eine bleibende Einschränkung der Nierenfunktion. Bereits eine kurzfristige AKI-Episode kann bei diesen Gruppen in eine chronische Nierenerkrankung übergehen. [10]

Symptomatik

Die Symptome einer AKI sind im Frühstadium häufig unspezifisch oder sie verläuft sogar asymptomatisch (➤ Tab. 7). Oft werden die Zeichen einer beginnenden Nierenfunktionsstörung durch andere akute Krankheitsbilder überlagert oder fehlinterpretiert.

Diagnostik

Eine rasche und zielgerichtete Diagnostik ist essenziell, um Ursache, Stadium und potenzielle Reversibilität einer AKI zu erkennen (➤ Abb. 8). Die Diagnostik gliedert sich in folgende Bereiche.

Anamnese und klinische Beurteilung

- Vorerkrankungen: CKD, Diabetes, Herzinsuffizienz, Tumoren
- Medikamente: NSAR, RAS-Hemmer, Diuretika, Kontrastmittel
- Flüssigkeitshaushalt: Trinkmenge, Diurese, Zeichen von Volumenmangel
- Urinveränderungen: Farbe, Menge, Geruch, Schaum, Schmerzen
- Red Flags: Schocksymptomatik, neurologische Ausfälle, Elektrolytentgleisung

Tab. 7 Symptome der AKI

Form der AKI	Kategorie	Symptome
Prärenal	Typische Frühsymptome	• Oligurie oder Anurie • Exsikkosezeichen wie Gewichtsabnahme • Evtl. Hypotonie und Tachykardie
	Allgemeinsymptome	• Müdigkeit • Abgeschlagenheit • Übelkeit • Appetitlosigkeit • Kopfschmerzen • Konzentrationsstörungen
	Im Verlauf	• Hyperkaliämie • Urämiezeichen wie Juckreiz, Übelkeit, Foetor uraemicus, Perikardreiben, Vigilanzminderung
Intrarenal	Typische Frühsymptome	• Müdigkeit • Übelkeit • Konzentrationsstörungen • Ggf. Polyurie, Oligurie oder Anurie bei Tubulusnekrose
	Im Verlauf	• Hyperkaliämie • Hypokalzämie • Hyperphosphatämie • Urämiesymptome • Volumenüberladung mit Hypertonie, Dyspnoe oder Lungenödem
Postrenal	Typische Frühsymptome	• Oligurie oder Anurie • Evtl. Schmerzen, Unruhe, Müdigkeit, Übelkeit, Konzentrationsstörungen
	Im Verlauf	• Volumenretention mit Gewichtszunahme, Ödemen und Hypertonie, Elektrolytstörungen • Urämiesymptome

Labor [6,8,9]
- Serum-Kreatinin: primärer Marker der Nierenfunktion
- Harnstoff: erhöht bei Nierenfunktionsstörung
- Elektrolyte (Na, K, Ca, Phosphat): Erkennen von Dysbalancen
- Säure-Basen-Status (➤ Abb. 9): metabolische Azidose möglich
- Entzündungsparameter: Hinweis auf Infektionen/Sepsis
- Urinstatus (Sediment, Eiweiß, Blut): Differenzierung der Ursache

Sonografie [1,6]
- Ausschluss postrenaler Ursachen
- Beurteilung von Nierengröße, Parenchymdicke und Echogenität
- Nachweis von Hydronephrose
- Restharnbestimmung (> 100 ml postmiktionell pathologisch)
- Duplexsonografie zur Flussbeurteilung (z. B. Arterienstenose)

Urinsediment [6,13,14]
- Hyaline Zylinder: unspezifisch, häufig prärenal
- Granulierte Zylinder/Tubulusepithelien: akute Tubulusnekrose
- Dysmorphe Erythrozyten: glomeruläre Ursache
- Leukozytenzylinder: interstitielle Nephritis
- Kristalle: Medikamentenausfällung (z. B. Acyclovir, Methotrexat)

Verlaufsbeurteilung
- Serien-Kreatinin
- Diuresebilanz, ggf. Blasenkatheter
- Vitalparameter (RR, HF, SpO_2, Temperatur)
- Elektrolyte und BGA regelmäßig kontrollieren

Bildgebung
- Nierensonografie (Größe, Struktur, Harnstauung)
- Dopplersonografie bei vaskulärem Verdacht
- CT/MRT nur bei spezieller Indikation, Kontrastmittelrisiken beachten

Sonstige Verfahren
- Urinmikroskopie für spezifische Sedimentbefunde
- Biomarker (NGAL, KIM-1) zur Früherkennung, bisher nicht Standard [11,14]

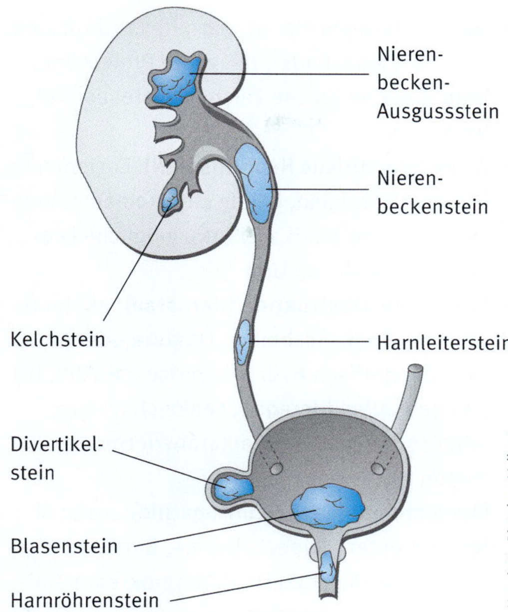

Henriette Rintelen, Velbert

Abb. 7 Nierensteine

> **Merke** Ein plötzlicher Anstieg des Kreatinins bei gleichzeitiger Anurie oder Hyperkaliämie erfordert sofortige nephrologische Konsultation.

Differenzialdiagnostik

- **Prärenales funktionelles AKI (Dehydratation):** Hypotonie, trockene Schleimhäute, Besserung nach Volumengabe, fraktionelle Natriumausscheidung (FENa) < 1 %

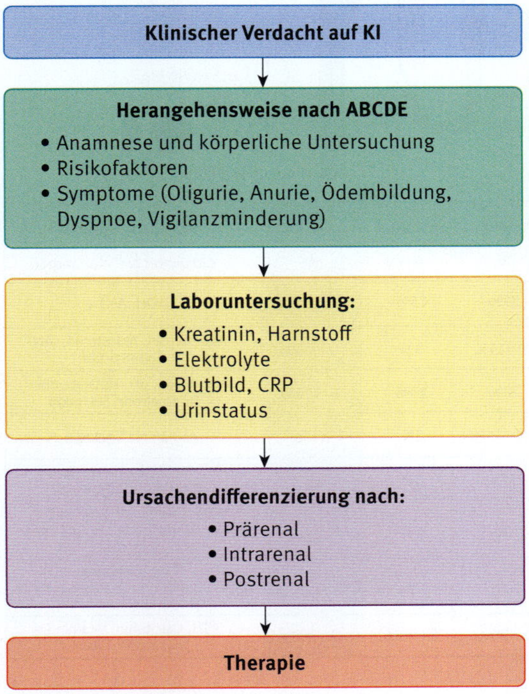

Kornelius Treiber, Heilbronn; Heike Hübner, Berlin

Abb. 8 Vorgehensweise bei Verdacht auf KI

- **Glomerulonephritis:** dysmorphe Erythrozyten, Erythrozytenzylinder, relevante Proteinurie, Hämaturie, mögliche Zeichen systemischer Vaskulitis
- **Akute interstitielle Nephritis (AIN):** Eosinophilie, Fieber, Arthralgien, häufig medikamenteninduziert (PPI, Antibiotika, NSAR), mögliche Leukozytenzylinder im Urin
- **Postrenale Obstruktion (Harnstau):** akuter Beginn mit Flankenschmerz, Oligurie oder Anurie, sonografisch Hydronephrose (➤ Abb. 10) und gestautes Nierenbeckenkelchsystem, mögliche Ursachen: Prostatahyperplasie, Tumor, Harnstein
- **Myelomniere (Cast-Nephropathie):** meist ältere Patienten, Hyperkalzämie, Bence-Jones-Proteinurie (Leichtketten), normokreatinämische Azotämie möglich

Abb. 9 Säuren-Basen-Haushalt

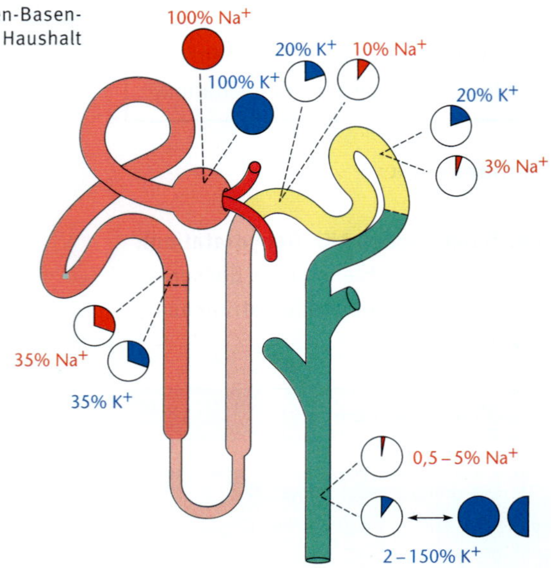

	Glomerulus	proximal	frühdistal	spätdistal	Sammelrohr	Regulation/Bemerkung
Glc	100%	4%	0%	0%	0%	sättigbarer Na^+-Kotransport
H_2O	100%	35%	25%	15%	0,5 – 12%	ADH, ANP ...
Na^+	100%	35%	10 – 15%	3%	0,5 – 5%	Angiotensin, Aldosteron, ANP Sammelrohr
K^+	100%	35%	20%	20%	2 – 150%	Aldosteron, pH, Flussrate distal, Sammelrohr, Sekretion
Cl^-	100%	30%	10 – 15%	3%	< 1%	eng an Na^+ gekoppelt
HCO_3^-	100%	8%	5%	3%	0%	Säure-Basen-Haushalt proximal, Sammelrohr
Ca^{2+}	100%	45%	10%	5%	1%	PTH, Calcitonin, Vitamin D3 dicke aufsteigende Henle-Schleife (abhängig vom LPTP)
Mg^{2+}	100%	70%	20%	10%	10%	PTH, Calcitonin dicke aufsteigende Henle-Schleife (abhängig vom LPTP)
HPO_4^{2-}	100%	5 – 25%	2 – 20%	2 – 20%	2 – 20%	PTH, Calcitonin, Vitamin D3 proximaler Tubulus

Henriette Rintelen, Velbert

- **Hämolytisch-urämisches Syndrom (HUS)/ thrombotisch-thrombozytopenische Purpura (TTP):** Anämie, Thrombozytopenie, erhöhte LDH-Werte, Schistozyten im Blutausstrich, mikroangiopathische Genese, mögliches akutes Nierenversagen und neurologische Symptome

Red Flags in der Notfallmedizin

Das frühzeitige Erkennen einer AKI ist entscheidend, um irreversible Parenchymschäden und systemische Komplikationen zu vermeiden. Im notfallmedizinischen Umfeld sollte bei den folgenden klinischen Situationen und Befunden eine AKI in Betracht gezogen und sofort gehandelt werden:

Klinische Warnhinweise

- Neu auftretende Oligurie (< 500 ml/24 h) oder Anurie über mehr als 12 h
- Oligurie < 0,5 ml/kg KG/h über mindestens 6 h (KDIGO-Stadium 1) [8,9]
- Verwirrtheit oder Somnolenz ohne andere Erklärung
- Sepsis, Multiorganversagen oder prolongierte Hypotonie
- Schocksymptomatik ohne erkennbare Ursache
- Flankenschmerz mit Fieber, Hämaturie oder Harnverhalt
- Myalgien und teefarbener Urin bei Verdacht auf Rhabdomyolyse
- Makrohämaturie kombiniert mit Proteinurie als Hinweis auf glomeruläre Erkrankung
- Vorerkrankung der Niere in Kombination mit nephrotoxischer Medikation
- Zeichen einer Hämolyse, Rhabdomyolyse oder eines Tumorlysesyndroms

Labor- und EKG-Hinweise

- Serumkreatinin-Anstieg > 0,3 mg/dl innerhalb von 48 h
- Hyperkaliämie > 5,5 mmol/l [1,6], im EKG erkennbar durch hohe T-Wellen, AV-Block oder Kammerflimmern (➤ Abb. 11)
- Hypokalzämie mit QT-Verlängerung oder Torsade de Pointes [1,11]
- Metabolische Azidose (pH-Abfall, kompensatorische Tachypnoe)

- Harnstoffanstieg oder erhöhtes Cystatin C
- Erhöhtes Laktat oder pathologische Blutgaswerte

> **Merke:** Sofort handeln bei Oligurie < 0,5 ml/kg KG/h über mindestens 6 h, Anurie über 12 h, Kreatininanstieg um mindestens 0,3 mg/dl in 48 h, Hyperkaliämie über 6,5 mmol/l oder EKG-Veränderungen, therapierefraktärem Schock, Rhabdomyolysezeichen oder postrenalem Verdacht mit Flankenschmerz und Harnverhalt [8,9].

Therapie (➤Abb. 12)

Notfallmedizin (Präklinik & Notaufnahme)

- Erstversorgung nach ABCDE
- Hämodynamische Stabilisierung mit Ziel-MAP mindestens 65 mmHg [1,8], bei Bedarf Vasopressor
- Volumenmanagement mit isotonen oder balancierten Kristalloiden [6,8] nach klinischer Beurteilung und Ultraschall
- Nephrotoxische Substanzen vermeiden und Dosen an die GFR anpassen [8,9]
- Hyperkaliämie mit Kalzium, Insulin/Glukose und inhalativem Beta-2-Mimetikum behandeln, bei therapierefraktärer Entgleisung Dialyse erwägen [6,8]
- Azidose bei pH < 7,2 mit Bikarbonat erwägen [8]

Innerklinisch (Notfall- und Intensivmedizin)

- **Ursachenbehandlung**
  Ziel: Beseitigung der auslösenden Noxen
  - **Sepsis:** Antibiose, hämodynamisches Management
  - **Blutung/Hypovolämie:** Volumen- und Transfusionstherapie
  - **Obstruktion:** Entlastung durch Blasenkatheter, DJ-Schiene oder Nephrostomie
  - **Medikamenteninduzierte Formen:** Absetzen nephrotoxischer Substanzen (z. B. NSAR, ACE-Hemmer, PPI, Kontrastmittel)
- **Volumenmanagement**
  Ziel: Optimierung der Nierenperfusion ohne Überwässerung
  - Individuelle Steuerung je nach hämodynamischer Situation, Diurese und klinischer Einschätzung
  - Prärenales Geschehen: gezielte Volumengabe
  - Bei Überwässerung: Diuretika oder frühe Dialyseerwägung
  - Einsatz von Ultraschall (z. B. Vena-cava-Kollaps, B-Lines) zur Einschätzung empfohlen
- **Elektrolyt- und Säure-Basen-Ausgleich**
  Ziel: Vermeidung lebensbedrohlicher Entgleisungen
  - **Hyperkaliämie:** bei > 6,5 mmol/l → sofortige Korrektur (Kalzium, Insulin/Glukose, ggf. Dialyse)

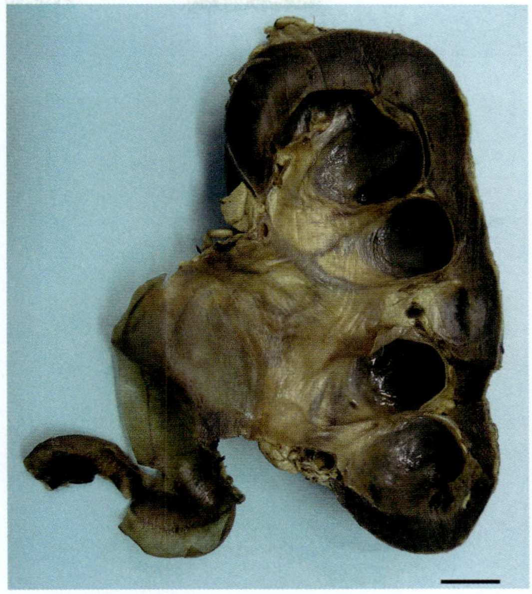

Dr. med. Katharina Lindemann-Docter, Univ.-Prof. Dr. med. Ruth Knüchel-Clarke, Institut für Pathologie, Uniklinik RWTH Aachen

Abb. 10 Hydronephrose

Hyperkaliämie

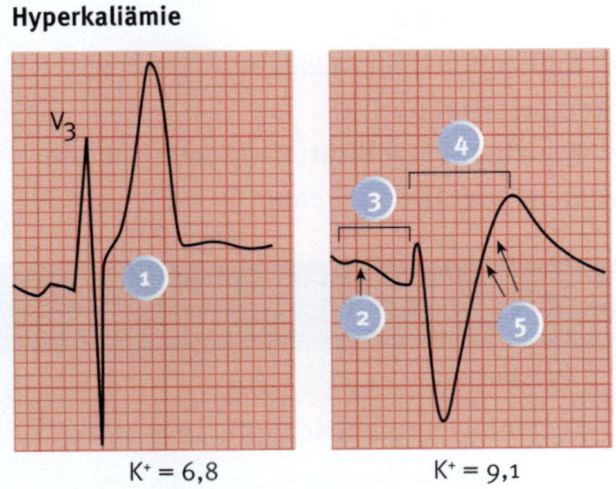

1. Überhöhung der T-Welle
2. P-Abflachung
3. PQ-Verlängerung
4. QRS-Verbreiterung (Schenkelblockbild)
5. Verschmelzung von S- und T-Welle, QT-Verkürzung;

Weiterhin:
- ventrikuläre Extrasystolen
- terminal Übergang in Kammerflimmern

Susanne Adler, Lübeck

Abb. 11 Hyperkaliämie im EKG

Abb. 12 Vorgehensweise bei Diagnose KI

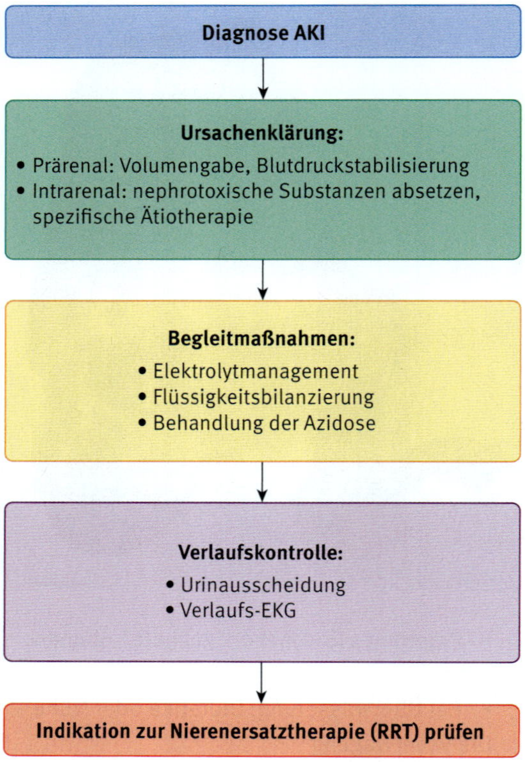

Kornelius Treiber, Heilbronn; Heike Hübner, Berlin

- **Hypokalzämie, Hyperphosphatämie:** Substitution bzw. Phosphatbinder
- **Metabolische Azidose:** Ausgleich mit Bikarbonat bei pH ‹ 7,2, v. a. bei Sepsis und Laktatazidose

- **Indikation zur Nierenersatztherapie**
  Frühzeitige nephrologische Einschätzung bei folgenden Konstellationen [8,9], z. B. anhand der Merkhilfe **5 K**:
  - **Kalium↑:** Hyperkaliämie ≥ 6,5 mmol/l, therapierefraktär
  - **Kreislaufinstabilität:** therapierefraktärer Volumenstatus oder Schock
  - **Kreatinin↑ mit Urämiesymptomen:** z. B. Übelkeit, Foetor uraemicus, Perikarditis
  - **Keine Diurese** (Oligo-/Anurie › 12–24 h)
  - **Komplikationen:** urämische Enzephalopathie, Lungenödem, Perikarderguss

Tab. 8 AEIOU-Indikationen zur Akutdialyse (nach [18])

	Indikation
A	Azidose (metabolisch, therapierefraktär)
E	Elektrolytstörung (v. a. Hyperkaliämie)
I	Intoxikation (z. B. Methanol, Lithium)
O	Overload (Volumenüberlastung, Lungenödem)
U	Urämie (neurologisch, perikarditisch, hämorrhagisch)

Klassisch gelten die **AEIOU-Indikationen** [1,5,8] (➤ Tab. 8)

- **Auswahl des Nierenersatzverfahrens**
  Ziel: hämodynamisch angepasstes Dialyseverfahren
  - CRRT [5,8] (kontinuierliche Nierenersatztherapie): bevorzugt bei instabilen Intensivpatienten
  - IHD (intermittierende Hämodialyse): bei hämodynamisch stabilen Patienten mit akutem Volumen- oder Elektrolytproblem
  - Entscheidung orientiert sich an Dynamik der Entgleisung, Organfunktion, Komorbidität und Ressourcen
- **Nephrologische Mitbetreuung**
  Ziel: Verlaufskontrolle, Dialyseindikation, Prognoseeinschätzung
  - Indiziert bei **Stadium 2–3 nach KDIGO,** rascher Progression, unklarer Ätiologie oder komplizierter Begleitkonstellation
  - Auch bei kontrastmittelassoziierten Formen, Autoimmunerkrankungen, Glomerulonephritiden oder beginnender Dialysepflichtigkeit

Merke: Die frühzeitige Identifikation präklinischer Warnzeichen, eine strukturierte Diagnostik und eine konsequente Therapie, mit den Leitlinien abgestimmt auf Ätiologie und Komorbiditäten, sind entscheidend für das Outcome. Eine interdisziplinäre Zusammenarbeit ist bei fortgeschrittener AKI von essenzieller Bedeutung. Dies betrifft insbesondere die Fachgebiete Notfallmedizin, Nephrologie und Intensivmedizin.

Komplikationen

Die AKI ist mit einem breiten Spektrum systemischer Komplikationen assoziiert, die sowohl die akute Prognose als auch den Langzeitverlauf beeinflussen. Pathophysiologisch relevant sind insbesondere Elektrolyt- und Säure-Basen-Störungen, Volumenverschiebungen, urämische Multiorganeffekte, infektiöse Risiken sowie therapiebedingte Nebenwirkungen [1, 11]. Diese Komplikationen erfordern eine frühzeitige Identifikation und ein gezieltes Management, um lebensbedrohliche Verläufe zu verhindern. Die nachfolgende Tabelle fasst die wichtigsten klinischen Manifestationen und ihre prognostische Bedeutung zusammen (➤ Tab. 9).

Merke: AKI ist nicht nur eine isolierte Organinsuffizienz, sondern ein multisystemisches Syndrom, das zahlreiche Komplikationen verursacht, sowohl direkt durch den Funktionsausfall der Niere als auch indirekt durch die Therapie, die Überkompensation oder die prolongierten Verläufe.

Prognostische Folgen und Langzeitkomplikationen

Die AKI ist ein häufiger, potenziell reversibler, jedoch prognostisch bedeutsamer Risikofaktor für Morbidität und Mortalität. Bereits milde Formen erhöhen die Krankenhaussterblichkeit und das Risiko kardiovaskulärer Ereignisse deutlich [1, 11]. Dialysepflichtige Verläufe sind mit einer Letalität von bis zu 60 % verbunden [1, 7], bei Sepsis steigt sie auf über 70 %. Langfristig nimmt das Risiko für chronische Nierenerkrankung, terminale Dialyse, erneute Krankenhausaufenthalte und kardiovaskuläre Komplikationen zu [1, 2, 11]. Ein strukturiertes Follow-up innerhalb von drei Monaten [8] gemäß der NICE-Guideline [14] ermöglicht die Früherkennung persistierender Nierenschäden, die Kontrolle von Kreatinin, eGFR, Urinstatus und Blutdruck sowie die Optimierung von Medikation und Risikofaktoren. Eine interdisziplinäre Betreuung unter

Tab. 9 Systemische Komplikationen der AKI

Kategorie	Komplikation	Klinische Relevanz/Folgen
Elektrolytstörungen	Hyperkaliämie [1, 6]	EKG-Veränderungen, Risiko für Arrhythmien und Herzstillstand
	Hyponatriämie [1, 11]	Neurologische Symptome bis Koma, Risiko pontiner Myelinolyse bei schneller Korrektur
	Hypo-/Hyperphosphatämie, Hypokalzämie [11, 15]	Muskelkrämpfe, Tetanie, Weichteilverkalkungen, verlängertes QT-Intervall
	Metabolische Azidose [1, 11]	Kussmaul-Atmung, Herzleistungsminderung, pH < 7,2 kritisch
Volumenregulation	Hypervolämie	Ödeme, Lungenödem, respiratorische Insuffizienz, erhöhte Mortalität
	Hypovolämie [1, 7]	Hypotonie, Tachykardie, Verschlechterung der Nierenfunktion
Urämische Komplikationen	ZNS, gastrointestinal, kardiovaskulär, hämatologisch, Immunsystem [1, 11]	Enzephalopathie, Übelkeit, Blutungen, Perikarditis, Anämie, Infektanfälligkeit
Infektiöse Komplikationen	–	Erhöhtes Risiko für schwere Infektionen; Dosisanpassung von Antibiotika nötig
Therapieassoziiert	Volumen-, diuretika-, dialyse-, medikamentenbedingt	Hypo-/Hypervolämie, Elektrolytstörungen, Hypotonie, Infektionen, Hypoglykämie

Einbeziehung der Nephrologie verbessert sowohl die renale als auch die kardiovaskuläre Prognose.

Merke: AKI ist nicht nur ein akutes Krankheitsbild mit hoher unmittelbarer Morbidität und Mortalität, sondern stellt auch einen prädiktiven Marker für die Entwicklung chronischer Folgeerkrankungen dar. Studien zeigen, dass bis zu 30 % der Patienten nach überstandenem AKI eine chronische Niereninsuffizienz (CKD) entwickeln, insbesondere dann, wenn keine strukturierte Nachsorge erfolgt.

Prävention – zentrale Aufgabe in der Notfallmedizin

Ein großer Teil der AKI-Fälle ist vermeidbar. Präventive Maßnahmen gewinnen insbesondere in der präklinischen Versorgung und Notaufnahme an Bedeutung. Zu den wichtigsten Strategien zählen [1, 6, 8]:

- Risikopatienten früh identifizieren:
  - Vorbestehende CKD, Diabetes mellitus, Herzinsuffizienz
  - Multimorbidität, Polypharmazie, geriatrische Patienten
  - Sepsis, Volumenmangel, Tumorlysesyndrom, Kontrastmittelgabe
- Hämodynamik und Volumenhaushalt sichern:
  - Systolischen Blutdruck > 90 mmHg anstreben
  - Kristalloide Infusionslösungen frühzeitig verabreichen
  - Diurese und Bewusstsein regelmäßig kontrollieren
- Nephrotoxische Substanzen meiden:
  - NSAR, ACE-Hemmer, Aminoglykoside, Kontrastmittel
  - Dosierungsanpassung bei GFR < 60 ml/min/1,73 m^2
  - Medikamentenlisten regelmäßig überprüfen
- EKG und Labor zeitnah veranlassen:
  - Früherkennung von Hyperkaliämie, Azidose oder Urämie
  - Kreatinin und Elektrolyte bei unklarer Vigilanzminderung oder Oligurie immer bestimmen
- Frühzeitige Kommunikation:
  - Information der Zielklinik bei Verdacht auf AKI bereits präklinisch
  - Nephrologische Rücksprache bei unklarem Verlauf oder Therapieversagen

Fazit

Die AKI ist ein häufiges, potenziell reversibles, jedoch prognostisch relevantes Notfallproblem. Ihre frühzeitige Erkennung kann das Überleben verbessern [1, 8] und das Risiko schwerer Komplikationen wie Urämie, Hyperkaliämie oder Dialysepflichtigkeit deutlich senken. Da die Symptomatik unspezifisch sein kann, sind differenzialdiagnostisches Denken und die konsequente Überwachung von Diurese, Kreatinin und EKG essenziell [6, 8]. Notfallteams bilden die erste Verteidigungslinie gegen eine drohende Dialysepflicht, wobei Prävention bereits präklinisch durch gezielte Risikoerkennung und adäquate Volumentherapie beginnt [1, 8].

Klinische Kernbotschaften:

- AKI früh erkennen, um Überleben und Prognose zu verbessern
- Unspezifische Symptome erfordern konsequente Überwachung relevanter Parameter
- Präklinische Risikoerkennung und rechtzeitige Intervention sind entscheidend

Quellen:

[1] Bellomo, R., Kellum, J. A., Ronco, C. (2012). Acute kidney injury. The Lancet, 380(9843), 756–766.
[2] Coca, S. G., Singanamala, S., Parikh, C. R. (2012). Chronic kidney disease after acute kidney injury: A systematic review and meta-analysis. Kidney International, 81(5), 442–448.
[3] Deutsche Gesellschaft Interdisziplinäre Notfall- und Akutmedizin. (2021). Positionspapier: Akutes Nierenversagen in der Notaufnahme. https://link.springer.com/article/10.1007/s00063-020-00734-8 (letzter Zugriff: 01.10.2025)
[4] Deutsche Interdisziplinäre Vereinigung für Intensiv- und Notfallmedizin. (2022). Akutes Nierenversagen auf der Intensivstation. Leitlinie. https://register.awmf.org/assets/guidelines/040-017l_S3_Nierenersatztherapie-Intensivmedizin_2025-06.pdf (letzter Zugriff: 01.10.2025)

[5] European Society of Intensive Care Medicine. (2020–2023). Guidelines on renal replacement therapy in intensive care. https://link.springer.com/article/10.1007/s00063-025-01293-6 (letzter Zugriff 01.10.2025)
[6] Gauer, R., Forbes, D., Boyer, N. (2017). Acute kidney injury: Diagnosis and management. American Family Physician, 96(11), 694–700.
[7] Hoste, E. A. J., Bagshaw, S. M., Bellomo, R., Cely, C. M., Colman, R., Cruz, D. N., ... Kellum, J. A. (2015). Epidemiology of acute kidney injury in critically ill patients: The multinational AKI-EPI study. Intensive Care Medicine, 41(8), 1411–1423.
[8] KDIGO AKI Update Work Group. (2023). 2023 update of the KDIGO clinical practice guideline for acute kidney injury. Kidney International. https://kdigo.org/wp-content/uploads/2023/10/KDIGO-AKI-Guideline_Scope-of-Work_25Oct2023_Final.pdf (letzter Zugriff: 20.08.2025)
[9] Kidney Disease: Improving Global Outcomes. (2012). KDIGO clinical practice guideline for acute kidney injury. Kidney International Supplements, 2(1), 1–138.
[10] Kellum, J. A., Lameire, N. (2013). Diagnosis, evaluation, and management of acute kidney injury: A KDIGO summary. Critical Care, 17, 204.
[11] Kellum, J. A., Romagnani, P., Ashuntantang, G., Ronco, C., Zarbock, A., Anders, H.-J. (2021). Acute kidney injury. Nature Reviews Disease Primers, 7(1), 52.
[12] Mehta, R. L., Cerdá, J., Burdmann, E. A., Tonelli, M., García-García, G., Jha, V., ... Pannu, N. (2015). International Society of Nephrology's 0by25 initiative for acute kidney injury: A human rights case for nephrology. The Lancet, 385(9987), 2616–2643.
[13] Nasr, S. H., D'Agati, V. D. (2017). Acute glomerulonephritis. Seminars in Diagnostic Pathology, 34(5), 374–388.
[14] NICE. (2019, 18. Dezember). Overview | Acute kidney injury: prevention, detection and management | Guidance | NICE. https://www.nice.org.uk/guidance/ng148 (letzter Zugriff: 20.08.2025)
[15] Zuk, A., Bonventre, J. V. (2016). Acute kidney injury. Annual Review of Medicine, 67, 293–307.
[16] Weckmann, G, Chenot, J.-F., Stracke, S. (2020). Versorgung von Patienten mit chronischer nichtdialysepflichtiger Nierenerkrankung in der Hausarztpraxis. Dtsch Arztebl Int, 117, 745–751.
[17] Mayerhöfer, T., Perschinka, F., Joannidis, M. (2024). Neueste Entwicklungen bei der akuten Nierenschädigung. Med Klein Intensivmed Notfmed 119, 339–345.
[18] Boemi, M. G., Haag, A., Mannarino, I. ... Indications für Urgent Hemodialysis Mnemonic. Aus: https://www.osmosis.org/answers/aeiou-indications-for-urgent-hemodialysis. (letzter Zugriff: 30.09.2025)
[19] Wada H et al. Diagnosis and treatment of disseminated intravascular coagulation (DIC) according to four DIC guidelines. J Intensive Care. 2014 Feb 20;2(1):15. doi: 10.1186/2052-0492-2-15. PMID: 25520831; PMCID: PMC4267589.

Autorin und Autor

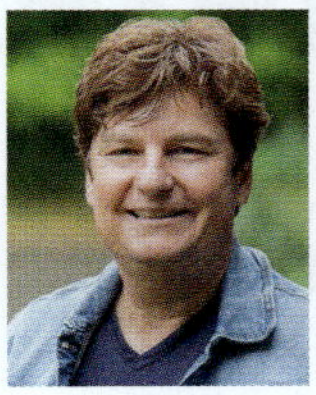

Prof. Dr. Eva Kircher, Studiengangsleiterin Medizinpädagogik B.A. und Medizin- und Gesundheitspädagogik M.A., Professorin für Medizinpädagogik bei der SRH-University am Campus Stuttgart, Fachkrankenschwester für Anästhesie und Intensivpflege, Praxisanleiterin, Rettungsassistentin, B.A. Medizinpädagogik, M.A. Medizinpädagogik
Kontakt: eva.kircher@srh.de

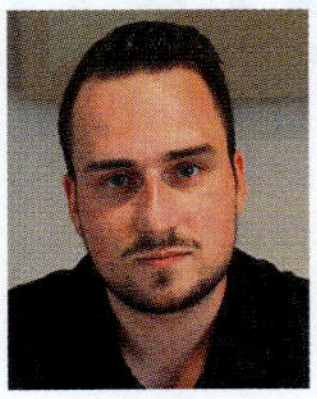

Kornelius Treiber, cand. B. A. Medizinpädagogik, Notfallsanitäter, Praxisanleiter, AHA PALS-, ACLS-Instruktor, NAEMT/DBRD GEMS-Instruktor, EPC-Provider, hauptberuflich Fachdozent für Notfallmedizin an einer Berufsfachschule in Baden-Württemberg, Operator Simulationszentrum, Dozent bei „Advanced Training for and from Emergency Medicine" (ATEM), Gründungsmitglied bei FOAM-Live e. V. und bei der Arbeitsgemeinschaft Notfallmedizin Heilbronn e.V. (AGNHN)
Kontakt: kornelius.treiber@t-online.de

Interessenskonflikt: Autor und Autorin geben an, dass kein Interessenskonflikt vorliegt.

CONTINOUS MEDICAL EDUCATION ELSEVIER CME Emergency

Auf else4.de/emergency finden Sie den zugehörigen Multiple-Choice-Fragebogen mit 10 Fragen zum Artikel sowie weiteren Informationen zur Zertifizierung.

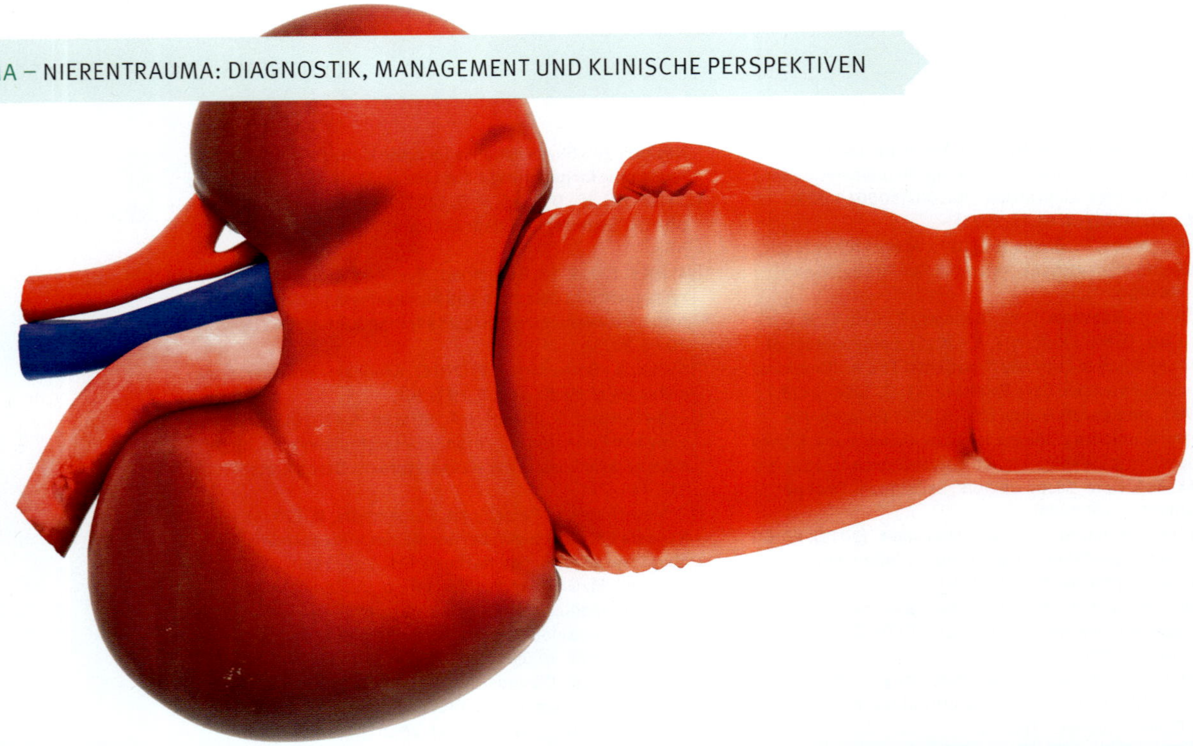

istockphoto.com/AlexLMX

Nierentrauma: Diagnostik, Management und klinische Perspektiven

Schlüsselwörter
Renales Trauma
AAST-Klassifikation
Hämaturie
konservatives Management
präklinische Versorgung

Zusammenfassung: *Nierentraumen stellen eine häufige urologische Notfallsituation dar, insbesondere im Kontext von Polytraumata. Die Therapie reicht von konservativen Maßnahmen bis hin zu komplexen operativen Eingriffen. Ziel dieses Artikels ist es, eine evidenzbasierte Übersicht zur Pathophysiologie, Klassifikation, präklinischen Versorgung, Diagnostik, Therapie und Nachsorge von Nierenverletzungen zu bieten und dabei aktuelle Leitlinien zu integrieren.*

Epidemiologie und Pathophysiologie

Renale Traumata treten bei bis zu 5 % aller Traumapatienten auf, wobei Männer unter 40 Jahren überproportional betroffen sind [1]. In ca. 90 % der Fälle handelt es sich um stumpfe Traumen durch Verkehrsunfälle, Stürze oder Sportverletzungen [2]. Penetrierende Verletzungen, z. B. durch Messer- oder Schusswaffen, sind seltener, gehen aber mit höherer Morbidität einher.

Anatomisch liegt die Niere retroperitoneal und ist relativ schlecht durch knöcherne Strukturen geschützt. Traumatische Einwirkungen führen je nach Kraftrichtung und -intensität zu Parenchym-, vaskulären oder urotelialen Läsionen.

Klassifikation nach AAST

Die AAST-Klassifikation (American Association for the Surgery of Trauma) ist ein standardisiertes System zur grundsätzlichen Beurteilung von Organverletzungen, darunter auch von Nierentraumen. Die Einteilung basiert auf dem morphologischen Schweregrad der Verletzung, wie sie z. B. durch bildgebende Verfahren (v. a. CT) sichtbar wird.

Die AAST-Klassifikation unterteilt Nierentraumen in fünf Schweregrade (Grad I–V). Je höher der Grad, desto schwerer ist die Verletzung und desto höher ist das Risiko für Komplikationen oder den Verlust der Nierenfunktion (➤ Tab. 1, ➤ Abb. 1). Die Skala ist somit prädiktiv für Komplikationen, Interventionsbedarf und langfristige Funktionseinbußen [3].

Tab. 1 AAST-Klassifikation von Nierentraumen [3]

Grad	Pathologisch-anatomischer bzw. radiologischer Befund
I	Kontusion oder sich nicht ausdehnendes subkapsuläres Hämatom, kein Parechnymeinriss
II	Sich nicht ausdehnendes perirenales Hämatom, kortikaler Parenchymeinriss < 1 cm, keine Extravasation
III	Kortikaler Parenchymeinriss > 1 cm, keine Extravasation
IV	Parenchymverletzung über die kortiko-medulläre Grenze in das Hohlraumsystem oder Gefäßverletzung eines Segments (arteriell und/oder venös) mit Hämatom
V	Parenchymverletzung: Zertrümmerung oder Gefäßverletzung des Nierenstiels, Massenblutung

Klinik und Symptomatik

Die klinische Symptomatik bei Nierentraumen ist sehr unterschiedlich und hängt wesentlich vom Schweregrad der Verletzung ab. In der Regel äußern sich Nierentraumen durch plötzlich einsetzende, einseitige Flankenschmerzen. Diese können stechend oder dumpf empfunden werden und in den Unterbauch oder in die Genitalregion ausstrahlen. Die Schmerzintensität korreliert jedoch nicht zuverlässig mit dem Ausmaß der Verletzung, sodass auch schwerwiegende Traumen nur geringe Beschwerden verursachen können.

Ein zentrales Leitsymptom ist die Makrohämaturie [4], also das sichtbare Blut im Urin. Sie tritt bei der Mehrzahl der Nierentraumen auf, ist jedoch kein zwingendes Kriterium. In etwa 25 % der hochgradigen Nierenverletzungen (entsprechend AAST-Grad IV oder V) fehlt die Makrohämaturie, insbesondere dann, wenn eine vaskuläre Komponente mit vollständiger Devaskularisierung der Niere vorliegt. Auch die Mikrohämaturie, die ausschließlich labordiagnostisch nachweisbar ist, kann Hinweis auf eine Nierenbeteiligung sein, ist jedoch unspezifisch und bei niederen Verletzungsgraden häufiger. Weitere klinische Zeichen können eine sicht- oder tastbare Flankenasymmetrie oder ein perirenales Hämatom sein. Solche retroperitonealen Blutansammlungen äußern sich gelegentlich durch eine Schwellung oder Druckempfindlichkeit in der betroffenen Flanke und sind sonografisch als echoarme Raumforderungen erkennbar. Bei ausgedehnten Blutungen kann es infolge des Volumenverlusts zu einer Hypotonie kommen, was insbesondere bei hochgradigen Parenchym- oder Gefäßverletzungen auf eine potenziell lebensbedrohliche Situation hinweist. Eine Anurie oder Oligurie kann auftreten, wenn beide Nieren betroffen sind oder wenn eine Einzelniere durch das Trauma geschädigt wurde. Ebenso ist bei Hilusverletzungen oder vollständigem Nierengefäßabriss mit einem akuten Funktionsverlust zu rechnen.

Begleitverletzungen anderer Organsysteme sind bei stumpfem Abdominaltrauma nicht selten und können die Symptomatik der Nierenverletzung überdecken. Insbesondere bei Polytraumata, etwa

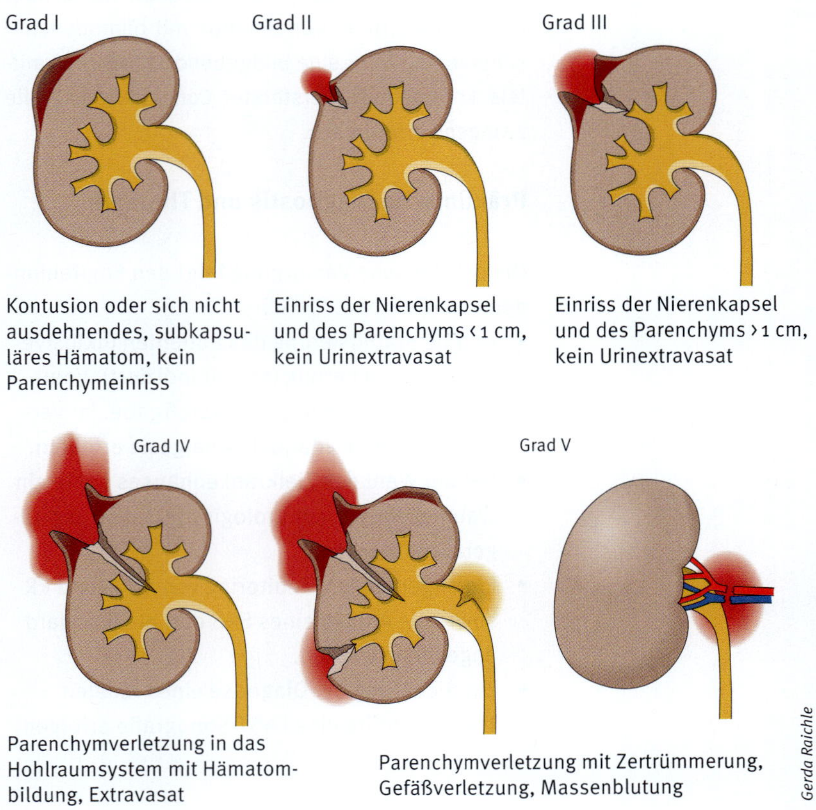

Abb. 1 Überblick über die Grade der Nierenverletzungen

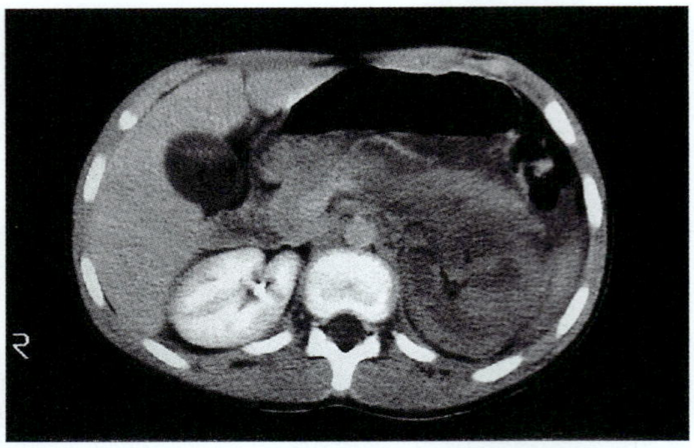
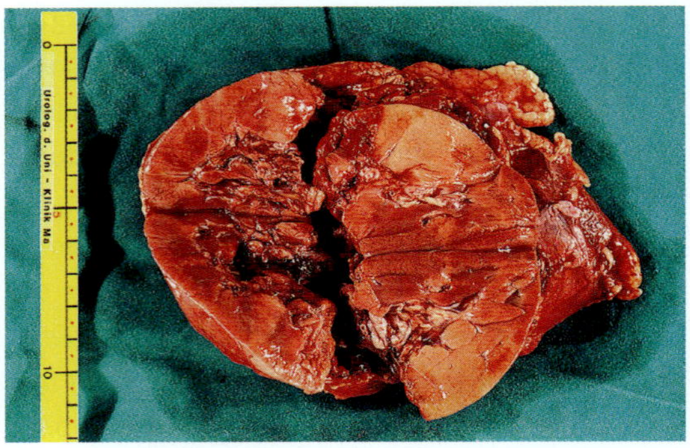

Abb. 2 Nierenverletzung vom Grad V nach Verkehrsunfall: CT-Bild (links) und Operationspräparat (rechts)

Priv. Doz. Dr. med. Elmar Heinrich, F.E.B.U., Neukirchen bei Altmünster

nach Verkehrsunfällen oder Stürzen aus großer Höhe, muss immer an eine Mitbeteiligung der Niere gedacht werden, auch wenn typische Symptome fehlen (> Abb. 2). Unspezifische Begleiterscheinungen wie Übelkeit, Erbrechen oder Schwindel können Ausdruck einer hämodynamischen Instabilität sein. In fortgeschrittenen Stadien kann es auch zu Zeichen einer Peritonitis oder zu einem Schockgeschehen kommen, insbesondere wenn Urin oder Blut in den Retroperitonealraum austritt. In der klinischen Praxis ist die alleinige Symptomatik nicht ausreichend, um das Ausmaß eines Nierentraumas sicher beurteilen zu können. Deshalb ist bei jedem Verdacht auf eine Nierenverletzung, insbesondere bei Makrohämaturie oder Mikrohämaturie in Kombination mit hämodynamischer Instabilität, eine bildgebende Abklärung mittels kontrastmittelverstärkter Computertomografie zwingend erforderlich.

Präklinische Diagnostik und Therapie

Die präklinische Versorgung folgt den Empfehlungen des ATLS bzw. PHTLS:

- Initiale Stabilisierung des Patienten inklusive Atemwegssicherung (soweit indiziert), Volumensubstitution und Sauerstoffgabe. Im Verlauf sollte eine adäquate Analgesie erfolgen.
- Bei der Wahl des Zielkrankenhauses sollte ein Traumazentrum mit urologischer Expertise angefahren werden.
- Ein angepasstes Monitoring von SpO_2 und RR sowie die Anlage eines EKG darf als Standard angesehen werden.
- Zur Sicherung der Diagnose eines renalen Traumas sollte eine FAST-Sonografie erfolgen, auch kann hier das Vorhandensein von freier Flüssigkeit ausgeschlossen werden.
- Bei instabilen Patienten darf die Diagnostik einen Transport unter keinen Umständen verzögern. Ein rasches „Damage control“-Management ist essenziell, insbesondere bei penetrierenden oder hilusnahen Verletzungen.

Klinische Diagnostik

Initiale Maßnahmen

Bei Eintreffen des Patienten im Schockraum stehen zunächst die strukturierte Anamnese sowie eine umfassende körperliche Untersuchung im Vordergrund. Diese dienen der Ersteinschätzung der klinischen Situation und der Identifikation möglicher Begleitverletzungen. Gleichzeitig sollte unverzüglich ein Urinstatus erhoben werden, um das Vorliegen einer Makro- oder Mikrohämaturie zu beurteilen, da dies wichtige Hinweise auf eine mögliche Nierenbeteiligung liefert. Ergänzend erfolgt eine laborchemische Basisdiagnostik, welche insbesondere die Hämoglobin- und Hämatokritwerte, die Nierenretentionsparameter (vor allem Kreatinin), das Laktat zur Abschätzung einer Gewebshypoxie sowie die Gerinnungswerte umfasst. Diese Parameter dienen der Beurteilung des Volumenstatus, der Organfunktion und der Relevanz möglicher Blutverluste.

Bildgebung

Für die bildgebende Diagnostik stellt die Sonografie eine rasch verfügbare, nicht-invasive Methode dar, die als initiales Screening im Rahmen der erweiterten FAST-Untersuchung (Focused Assessment with Sonography for Trauma) eingesetzt wird. Sie erlaubt die Detektion freier Flüssigkeit im Abdomen sowie grober parenchymatöser Veränderungen, ersetzt jedoch keinesfalls eine weiterführende Diagnostik. Der Goldstandard zur Beurteilung des Nierentraumas ist die kontrastmittelverstärkte Computertomografie mit exkretorischer (Ausscheidungs-)Phase. Nur sie erlaubt eine verlässliche Graduierung der Verletzung gemäß AAST-Klassifikation, die Erkennung vaskulärer Läsionen sowie die Darstellung potenzieller Urinextravasate. Bei klinischem Verdacht auf eine Blasenverletzung sollte ergänzend eine retrograde Zystografie durchgeführt werden. Falls sich Hämaturie im Zusammenhang mit einer Beckenfraktur zeigt, ist zusätzlich eine retrograde Urethrografie angezeigt, um eine urethrale Beteiligung auszuschließen.

Managementstrategien

Konservative Therapie

Der überwiegende Teil aller Nierentraumen – etwa 85 bis 90 % – betrifft Läsionen der AAST-Schweregrade I bis III und kann konservativ behandelt werden. Die konservative Therapie basiert auf der engmaschigen klinischen Überwachung, einschließlich der regelmäßigen Kontrolle von Vitalparametern sowie seriellen Laboruntersuchungen mit Fokus auf Hämoglobin- und Kreatininwerten. Eine suffiziente Analgesie ist essenziell, um eine Schonatmung oder inadäquate Mobilisation zu vermeiden. Bei Verdacht auf eine Urinleckage kann eine antibiotische Prophylaxe oder Therapie erwogen werden. Eine routinemäßige Katheterisierung wird bei niedriggradigen Verletzungen nicht empfohlen. Hinsichtlich der Mobilisation zeigt sich ein Paradigmenwechsel: Anstelle einer starren Bettruhe wird zunehmend eine individuell angepasste Mobilisation befürwortet, wie auch in den aktuellen EAU-Leitlinien aus dem Jahr 2025 empfohlen.

Interventionelle Verfahren

Bei aktiver Kontrastmittelextravasation im CT kann eine selektive Angioembolisation der blutenden Gefäße erfolgen. Dieses minimalinvasive Verfahren ist insbesondere bei Verletzungen des AAST-Grads IV effektiv und ermöglicht in vielen Fällen eine organerhaltende Therapie. Ebenso kommen ureterale Stenteinlagen oder perkutane Nephrostomien bei nachgewiesener Urinleckage zum Einsatz. Beide Maßnahmen verfolgen das Ziel, die Harnableitung zu sichern und die extravasierte Urinmenge zu minimieren, wodurch eine Heilung des verletzten Areals gefördert wird. Eine Übersicht über das therapeutische Vorgehen in Abhängigkeit von der Verletzungsgradierung findet sich in ➤ Tab. 2.

Tab. 2 Therapie von Nierenverletzungen [3]

Grad	Therapie
Stumpfe Nierenverletzung	
I	Konservativ
II	Konservativ
III	Konservativ
IV	Konservativer Versuch möglich, ggf. Ureterschiene, Urinomdrainage, Embolisation, Operation
V	Operativ (Nephrektomie), bei hämodynamisch stabilen Patienten ggf. konservativer Versuch
Penetrierende Nierenverletzung	
I	Konservativ
II	Konservativ
III	Konservativ, bei Laparotomie wegen Begleitverletzungen Nierenfreilegung
IV	Nierenfreilegung
V	Nierenfreilegung (Nephrektomie)

Chirurgische Therapie

Eine operative Intervention ist bei hämodynamisch instabilen Patienten trotz adäquater Volumentherapie indiziert. Gleiches gilt für penetrierende Traumen mit Hilusbeteiligung oder bei Versagen der konservativen bzw. interventionellen Maßnahmen. Ziel der chirurgischen Therapie ist primär die Blutstillung, wobei, wann immer möglich, parenchymerhaltend operiert werden sollte. In Ausnahmefällen, etwa bei ausgedehnter Hilusverletzung oder irreversibler Parenchymschädigung, kann eine Nephrektomie erforderlich werden.

Komplikationen

Frühe Komplikationen

In der Frühphase nach einem Nierentrauma kann es zu verschiedenen Komplikationen kommen, die sowohl konservativ als auch interventionell oder operativ behandelt werden müssen. Eine der häufigsten frühen Komplikationen ist die Nachblutung, insbesondere bei höhergradigen Verletzungen oder insuffizienter hämostatischer Kontrolle. Ebenso kann es zur Bildung urinärer Fisteln kommen, vor allem dann, wenn das Sammelsystem verletzt wurde. Infolge von Urinextravasation oder Hämatombesiedelung besteht zudem das Risiko einer Infektion, die sich bis hin zur Ausbildung eines perirenalen Abszesses entwickeln kann. Weitere Komplikationen umfassen Ureterleckagen sowie die Bildung von Urinomen, die in der Regel eine interventionelle Ableitung erforderlich machen.

Spätfolgen

Zu den potenziellen Spätfolgen eines Nierentraumas gehört in erster Linie die dauerhafte Funktionseinbuße der betroffenen Niere. Diese ist besonders bei Läsionen des Schweregrads IV oder V häufig nachweisbar und sollte mittels Nierenszintigrafie seitengetrennt beurteilt werden. Eine weitere relevante Spätkomplikation ist die posttraumatische Hypertonie. Diese tritt insbesondere bei ausgeprägten Parenchymdefekten auf und wurde bereits in älteren Studien, wie etwa von Gasser [2] (2011), als häufige Folge von Nierenrupturen beschrieben. Die Inzidenz wird in der Literatur mit etwa 5 bis 15 % angegeben, wobei ein fehlender oder inadäquater Verschluss des Defekts das Risiko deutlich erhöht. Auch strukturelle Veränderungen wie Narbenbildungen im Parenchym oder Stenosen im Bereich des Sammelsystems können im Langzeitverlauf zu funktionellen Beeinträchtigungen führen.

Nachsorge und Verlaufskontrolle

Eine strukturierte und individuell angepasste Nachsorge ist für den weiteren Verlauf und die Vermeidung von Komplikationen nach Nierentrauma von entscheidender Bedeutung. In der Frühphase, in der Regel innerhalb von 48 bis 72 Stunden nach Trauma, sollte eine bildgebende Verlaufskontrolle erfolgen. Hierbei kann entweder eine Sonografie oder, bei unklaren Befunden bzw. höhergradigen Verletzungen, eine kontrastmittelgestützte Computertomografie eingesetzt werden, um die Rückbildung des Hämatoms oder persistierende Flüssigkeitsansammlungen zu beurteilen. Bei höhergradigen Traumen (AAST-Grad IV–V) sollte zusätzlich eine seitengetrennte Nierenszintigrafie durchgeführt werden, um die Restfunktion der betroffenen Niere zu quantifizieren.

Regelmäßige Kontrollen der Blutdruckwerte sowie der Nierenfunktionsparameter sind insbesondere im ersten Jahr nach dem Trauma essenziell, um frühzeitig auf funktionelle Spätfolgen wie Hypertonie oder progrediente Funktionsminderung reagieren zu können. Bei Verletzungen des AAST-Grads III bis V ist ein Follow-up in der urologischen Ambulanz alle drei Monate im ersten Jahr empfehlenswert. Bei höhergradigen Läsionen kann eine Nachbeobachtung über einen Zeitraum von bis zu zwölf Monaten oder länger sinnvoll sein.

Rehabilitationsstrategien

Die Planung und Durchführung gezielter Rehabilitationsmaßnahmen ist vor allem bei Patienten mit schwerem Trauma, Funktionseinbußen oder komplexem psychosozialen Verlauf indiziert. Bei Patienten mit posttraumatischer Hypertonie sollte eine kardiovaskuläre sowie nephrologische Abklärung erfolgen, um sekundäre Organschäden zu vermeiden und die antihypertensive Therapie gezielt einzuleiten. Ergänzend kann eine ernährungsmedizinische Beratung sinnvoll sein, um die verbliebene Nierenfunktion möglichst langfristig zu erhalten und zu schützen.

Vor der Rückkehr in den Sport oder an den Arbeitsplatz sollte eine individuelle Belastbarkeitsprüfung erfolgen, insbesondere bei Patienten mit Einzelniere oder reduzierter Restfunktion. Darüber hinaus ist in bestimmten Fällen – etwa nach penetrierenden Verletzungen oder bei psychisch belastendem Traumaerleben – auch eine psychosoziale Betreuung durch spezialisierte Fachkräfte zu empfehlen. Patienten mit einer Einzelniere oder einem signifikanten Funktionsverlust profitieren zudem von einer regelmäßigen Mitbetreuung durch einen Nephrologen, um die Langzeitprognose der Nierenfunktion zu optimieren.

Fazit

Nierentraumen erfordern ein strukturiertes, interdisziplinäres Management. Die Mehrheit der Fälle kann konservativ behandelt werden, wobei Bildgebung und AAST-Klassifikation die Basis der Therapieentscheidung bilden. Präklinische Stabilisierung, klinische CT-basierte Diagnostik und frühzeitige interventionelle Maßnahmen ermöglichen hohe Organerhaltungsraten. Spätkomplikationen wie Hypertonie oder Funktionsverlust bedingen eine engmaschige Nachsorge. Rehabilitation und Langzeitbetreuung gewinnen zunehmend an Bedeutung – insbesondere bei Hochgradverletzungen oder Einzelniere.

Quellen:

[1] European Association of Urology (2025). EAU Guidelines on Urological Trauma. https://uroweb.org/guidelines/urological-trauma/ (zuletzt abgerufen 24.08.2025)

[2] Gasser, T. (2011). Basiswissen Urologie (5. Aufl.). Springer Medizin Verlag

[3] American Association for the Surgery of Trauma (1995). Organ injury scaling: Spleen, liver, and kidney. Journal of Trauma, 38(3), 323–324

[4] Erlich T, Kitrey ND. Renal trauma: the current best practice. *Therapeutic Advances in Urology*. 2018;10(10):295-303. doi:10.1177/1756287218785828

Der Autor

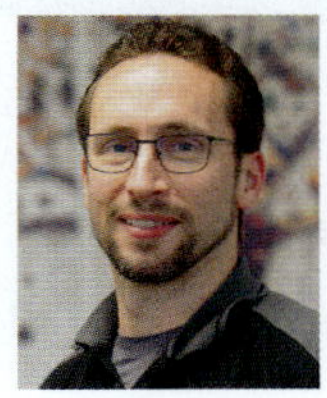

Stefan Straub, Gesundheitspädagoge (B.A.), Notfallsanitäter und Praxisanleiter, derzeit Dozent an einer Rettungsdienstschule. PALS und ACLS Instructor.

Interessenskonflikt: Der Autor gibt an, dass kein Interessenskonflikt vorliegt.

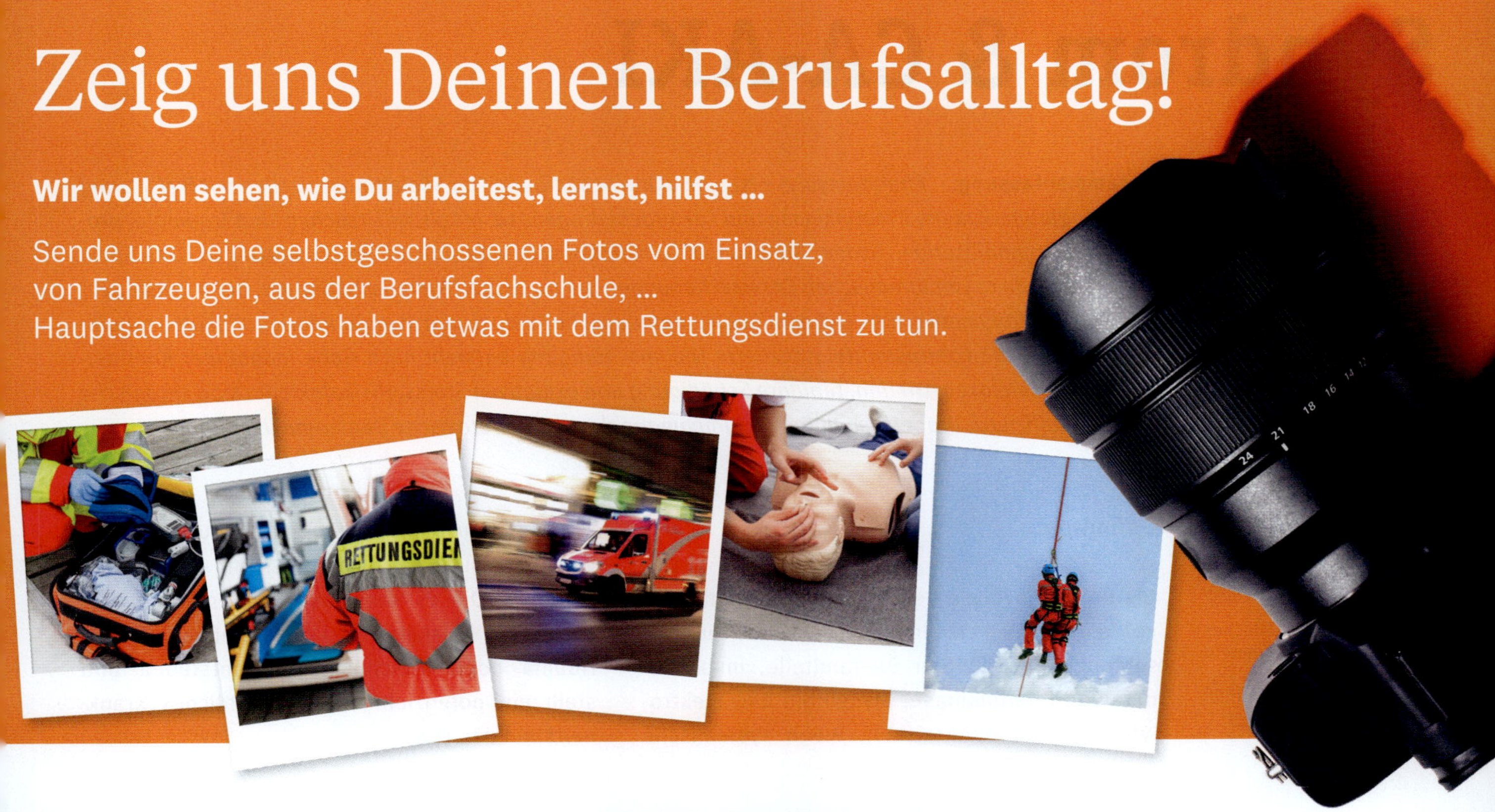

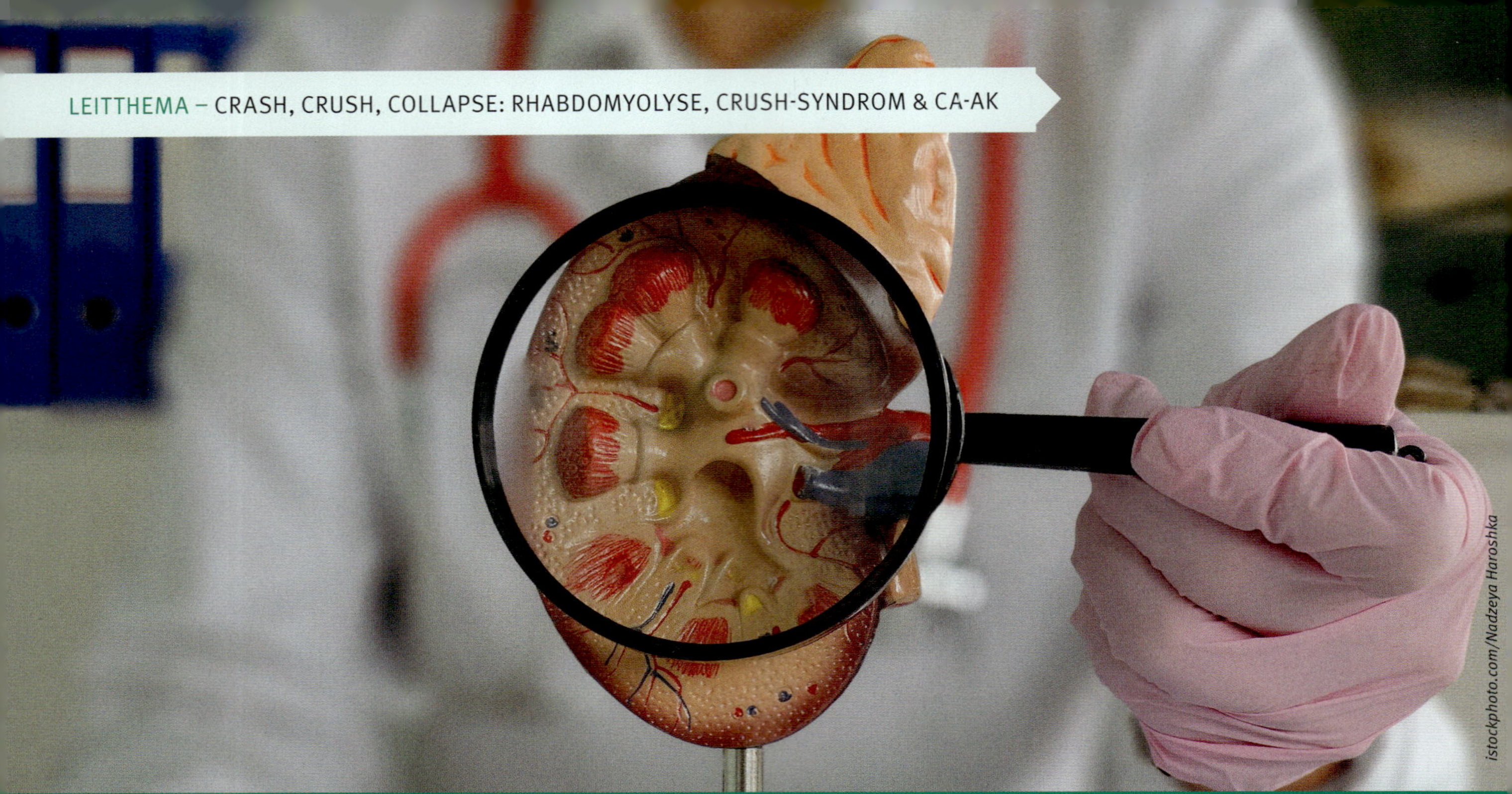

istockphoto.com/Nadzeya Haroshka

Crash, Crush, Collapse: Rhabdomyolyse, Crush-Syndrom & CA-AKI

Schlüsselwörter:
Rhabdomyolyse
Crush-Syndrom
Akute Nierenschädigung (AKI)
Kontrastmittelassoziierte Nierenschädigung (CA-AKI)
Hyperkaliämie
Volumentherapie
Reperfusionssyndrom
Myoglobinurie
Präklinisches Management
Fasziotomie

Zusammenfassung: *Rhabdomyolyse ist eine akute Schädigung von Skelettmuskelzellen mit Freisetzung von Myoglobin, Kalium, Kreatinkinase und Laktatdehydrogenase. Mögliche Ursachen sind Traumata, prolongierte Immobilisation, Toxine, Medikamente, metabolische oder infektiöse Erkrankungen. Das Spektrum reicht von asymptomatischen Enzymerhöhungen bis zur akuten Nierenschädigung. Beim Crush-Syndrom führen Volumenverlust, Hyperkaliämie, metabolische Azidose und Myoglobinurie zur akuten tubulären Nekrose. Die kontrastmittelassoziierte Nierenschädigung entsteht nach Gabe iodhaltiger Kontrastmittel durch Vasokonstriktion, tubuläre Schädigung und oxidativen Stress. Risikofaktoren sind chronische Niereninsuffizienz, Diabetes mellitus, Volumenmangel und nephrotoxische Begleitmedikation.*

Definition

Die Rhabdomyolyse beschreibt den Zerfall quergestreifter Muskelzellen mit konsekutiver Freisetzung intrazellulärer Bestandteile, insbesondere von Kreatinkinase, Myoglobin und Elektrolyten, in den Blutkreislauf. Wenn systemische Komplikationen wie Schock oder akutes Nierenversagen auftreten, spricht man vom Crush-Syndrom. Dieses kann insbesondere nach ausgedehnten Muskelquetschungen, etwa bei Polytrauma oder Verschüttungen, entstehen und stellt ein potenziell lebensbedrohliches Krankheitsbild dar. [12]

Merke: Auch immobilisationsbedingte Muskelquetschungen („Liegetrauma") stellen eine relevante nichttraumatische Ursache dar.

Pathophysiologie

Bei einer anhaltenden Muskelkompression oder -ischämie kommt es zum strukturellen Untergang von Muskelfasern. Die Schädigung der Zellmembranen führt zur unkontrollierten Freisetzung intrazellulärer Substanzen in den Extrazellulärraum. Besonders Myoglobin wirkt in hohen Konzentrationen tubulotoxisch: Es kann im distalen Tubulussystem zur Ausbildung von Myoglobinzylindern führen, die eine mechanische Obstruktion und direkte Schädigung des Tubulusepithels hervorrufen. [12]
Zudem kommt es durch die muskuläre Zellnekrose zu einem erheblichen Flüssigkeitsverlust ins Gewebe („Third Spacing") mit konsekutiver Hypovolämie und renaler Hypoperfusion. Dieser Volumenmangel kann eine prärenale Azotämie verstärken und den Übergang in eine akute tubuläre Nekrose begünstigen. Begleitend auftretende Blutverluste verschärfen Hypotonie und Azidose. [10,11,12]
Ein zentrales Problem stellt das Reperfusionssyndrom dar: Nach Beendigung der Kompression strömt Blut erneut in das ischämische Gewebe, wodurch toxische Zellabbauprodukte, insbesondere Kalium, Phosphat, Myoglobin und Tissue-Faktor, systemisch freigesetzt werden. Dies kann zu schwerwiegenden Folgen wie Hyperkaliämie, dadurch bedingte Herzrhythmusstörungen, metabolische Azidose und Koagulopathien bis hin zur disseminierten intravasalen Gerinnung (DIC, ➤ Abb. 1) führen. [10,11,12]

Merke: Bei prolongierter Quetschung und anschließender Reperfusion ist die prähospitale Vorbereitung auf ein massives Reperfusionssyndrom essenziell, insbesondere bei Einsatz von **Tourniquets.**

Klinik

Die klinische Ausprägung einer Rhabdomyolyse variiert stark und reicht von asymptomatischen Verläufen bis hin zum vollausgeprägten Crush-Syndrom. Zu den Leitsymptomen zählen Muskelschmerzen, druckdolente Schwellungen sowie eine generalisierte Muskelschwäche in den betroffenen Regionen. Typisch, aber nicht obligat, ist ein rotbraun verfärbter Urin infolge der Myoglobinurie. Die klassische Trias aus Myalgie, Muskelschwäche und dunklem Urin ist nur bei einem Teil der Betroffenen vollständig ausgeprägt. [11]
Systemische Manifestationen ergeben sich aus Folgekomplikationen wie Hypovolämie, Elektrolytverschiebungen und akuter Nierenschädigung. Zeichen eines hypovolämischen Schocks wie Hypotonie, Tachykardie und periphere Blässe können klinisch prominent sein. Die beginnende

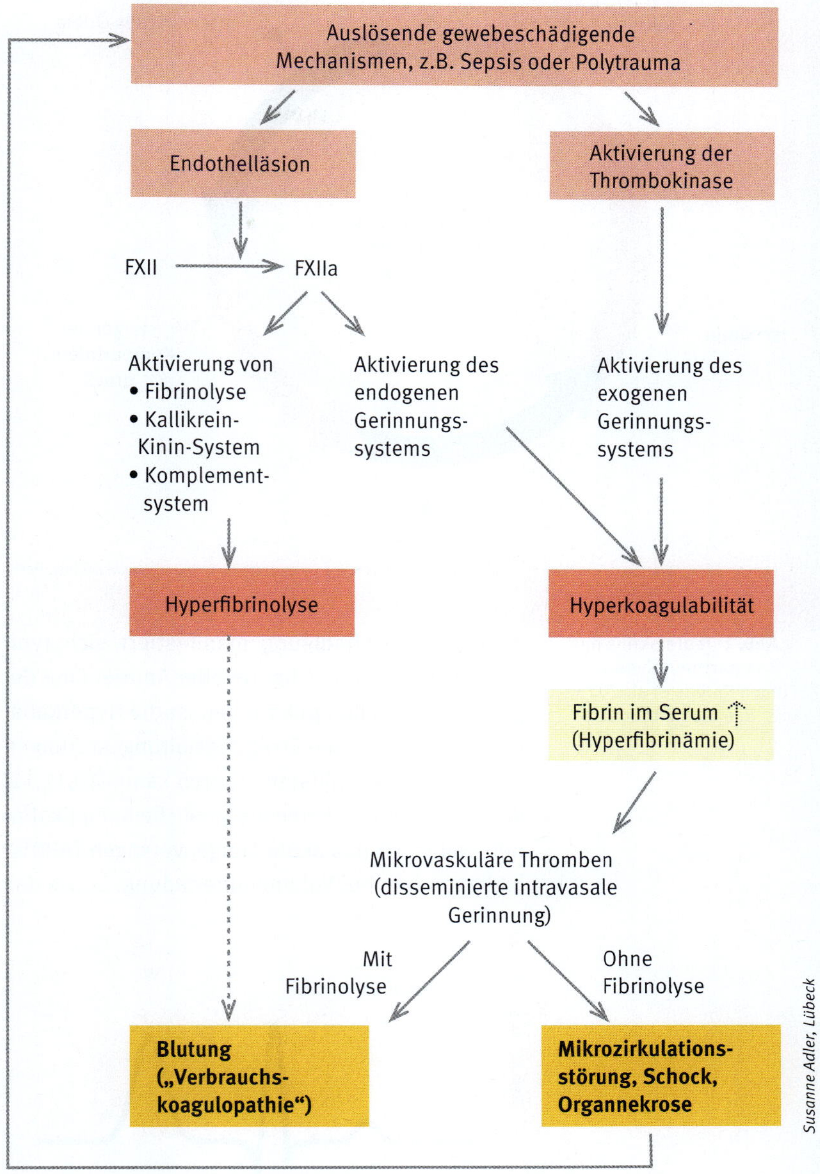

Abb. 1 Disseminierte intravasale Gerinnung

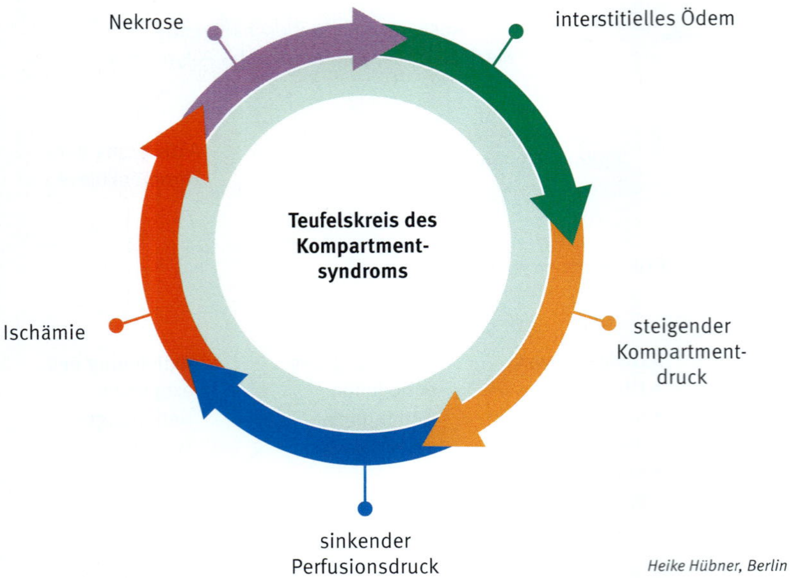

Abb. 2 Teufelskreis des Kompartmentsyndroms (nach Kalbas et al. 2023, licensed under CC BY 4.0 Int. [15])

akute Nierenschädigung manifestiert sich typischerweise in einer Oligurie oder Anurie. Eine der gefährlichsten Komplikationen ist die Hyperkaliämie, die zu kardialen Erregungsleitungsstörungen bis hin zum Herzstillstand führen kann. [10,11,12]
Weitere potenziell lebensbedrohliche Komplikationen umfassen das akute Lungenversagen (ARDS), insbesondere bei Volumenüberladung, sowie das

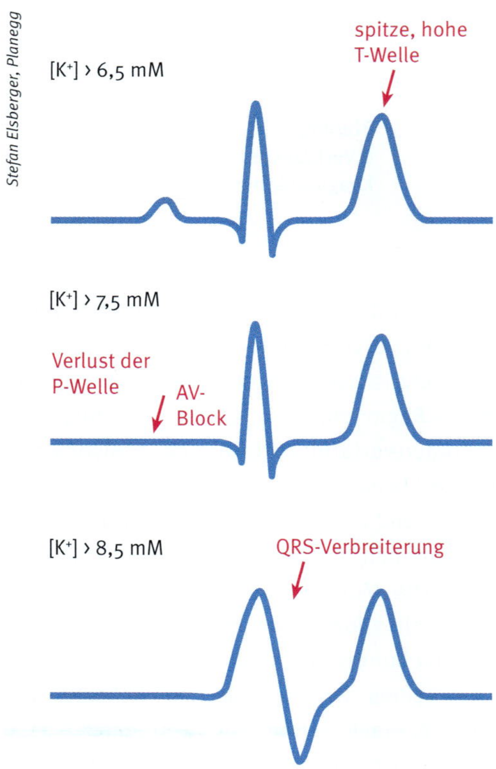

Abb. 3 Hyperkaliämie im EKG

Capillary-Leak-Syndrom mit konsekutiver Verbrauchskoagulopathie (disseminierte intravasale Gerinnung, DIC). [10,12]
Begleitverletzungen wie Frakturen und Weichteilschäden treten häufig auf. Das beginnende Kompartmentsyndrom (➤ Abb. 2) zeigt sich durch gespannte, druckdolente Muskulatur, therapieresistente Schmerzen, Sensibilitätsstörungen, Lähmungen und fehlende periphere Pulse, klassisch zusammengefasst als „6 P" nach Pratt:

- Pain
- Pallor
- Pulselessness
- Paresthesia
- Paralysis
- Poikilothermia

Diagnostik

Bei Verdacht auf eine Rhabdomyolyse ist die Labordiagnostik ein zentrales Instrument der Diagnosesicherung. Der sensitivste Marker ist die **Kreatinkinase (CK),** deren Konzentration in der Regel deutlich erhöht ist. Werte über dem Fünffachen des oberen Normbereichs (zumeist › 1.000 U/l, häufig im fünfstelligen Bereich) gelten als hochverdächtig. [10,11,12]

Wichtig: Niedrigere CK-Werte schließen eine Rhabdomyolyse nicht sicher aus.

Myoglobin ist in der Akutphase ebenfalls erhöht, fällt jedoch aufgrund seiner kurzen Halbwertszeit rasch wieder ab. Im Urin äußert sich die Myoglobinurie durch eine rotbraune Verfärbung. Urinteststreifen können falsch-positiv auf „Blut" reagieren, da sie auf der Peroxidaseaktivität basieren und nicht zwischen Hämoglobin und Myoglobin unterscheiden können. [11]
Weitere typische Laborveränderungen umfassen:

- **Erhöhte LDH, AST und ALT** (bedingt durch Freisetzung aus Muskelzellen)
- **Hyperkaliämie, Hyperphosphatämie, Hyperurikämie, Hypokalzämie**
- **Metabolische Azidose**

Die initiale Hypokalzämie resultiert aus Kalziumablagerung im geschädigten Muskelgewebe. Diese sollte zurückhaltend behandelt werden, um eine sekundäre Hyperkalzämie zu vermeiden. Davon abzugrenzen ist die therapeutische Gabe von Kalzium bei Hyperkaliämie zur Membranstabilisierung.

Ein **12-Kanal-EKG** ist obligat, um Veränderungen im Rahmen einer Hyperkaliämie (z. B. hohe T-Wellen, QRS-Verbreiterung) frühzeitig zu erkennen ➤ Abb. 3. [12]

Bildgebende Verfahren dienen der Abklärung von Begleitverletzungen. Bei Extremitätenbeteiligung ist eine engmaschige klinische Überwachung auf ein Kompartmentsyndrom essenziell. Bei unklarer Klinik kann zusätzlich eine invasive Kompartmentdruckmessung erwogen werden.

Therapie

Die kausale und supportive Therapie ist essenziell für das Management des Crush-Syndroms. Im Mittelpunkt steht die frühzeitige, großzügige Volumensubstitution mit isotonen Kristalloiden. Empfohlen wird die Bolusgabe von 1–2 Litern 0,9 %iger Kochsalzlösung oder Ringer-Laktat, idealerweise noch vor der Befreiung aus der Einklemmung. Anschließend erfolgt eine kontinuierliche Volumenzufuhr, angepasst an Körpergewicht und klinischen Zustand (z. B. 200–1.000 ml/h). Ziel ist eine forcierte Diurese von ≥ 1 ml/kg KG/h. [10,11,12]

Zentrales Ziel der initialen Therapie ist die Vermeidung von Nierenversagen, Schockzuständen und Hyperkaliämie.

Elektrolytmanagement

Die **Hyperkaliämie** ist eine der gefährlichsten Komplikationen. Bei Kaliumwerten › 6,5 mmol/l oder EKG-Veränderungen erfolgt eine sofortige Akuttherapie:

- Kalziumgluconat oder -chlorid i. v. (zur Membranstabilisierung)
- Insulin-Glukose-Infusion
- Inhalative Beta-2-Mimetika (z. B. Salbutamol)
- Natriumbikarbonat (bei gleichzeitiger Azidose)

Die initiale **Hypokalzämie** sollte nur bei klinischen Symptomen (z. B. Tetanie, Arrhythmien) oder Hyperkaliämie mit Membrandestabilisierung durch Kalziumgabe behandelt werden, da eine überschießende Hyperkalzämie im Reperfusionsverlauf möglich ist.

Weitere zu überwachende Parameter:

- **Hyperphosphatämie** durch Zellzerfall
- **Hyperurikämie** durch Purinabbau
- **Azidose**, metabolisch bedingt durch Laktat und Zelltrümmer

Alkalisierung des Urins

Eine Urinalkalisierung mit **Natriumbikarbonat** (Ziel-pH › 6,5) kann erwogen werden, insbesondere bei begleitender Azidose. Diese Maßnahme darf jedoch die primäre Volumentherapie nicht verzögern und ist bei Volumenmangel kontraindiziert. [11,12]

Indikationen zur Dialyse

Eine **hämodialytische Therapie** ist frühzeitig zu erwägen bei:

- Kalium › 6,5 mmol/l trotz Therapie
- Therapierefraktärer Azidose
- Urämie mit neurologischen Symptomen
- Anurie
- Lungenödem (Volumenüberlastung)

Bei Multiorganversagen ist ein kontinuierliches Nierenersatzverfahren (CRRT) angezeigt. [12]

Weitere Maßnahmen

- **Analgesie:** suffiziente Schmerztherapie, meist mit Opioiden; ggf. Sedierung
- **Monitoring:** EKG, Diurese, Elektrolyte, pH-Wert
- **Beatmung:** indiziert bei ARDS oder Schock
- **Katecholamine**: bei Kreislaufdepression

Fasziotomie

Die **Fasziotomie** ist nur bei klinisch gesichertem Kompartmentsyndrom mit drohender Gewebenekrose indiziert (➤ Abb. 4). Der Eingriff sollte durch

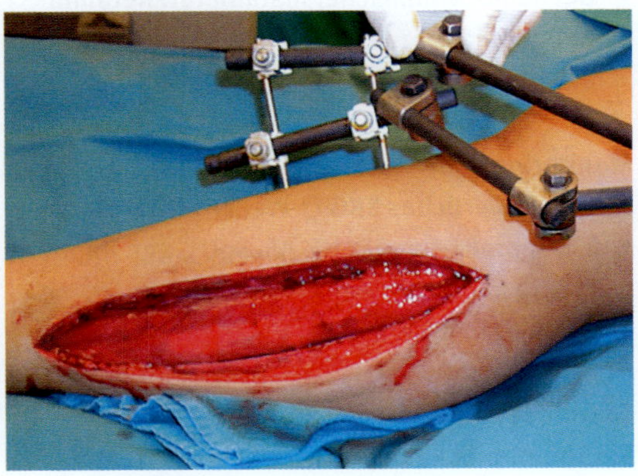
G.A. Wanner

Abb. 4 Fasziotomie bei Kompartmentsyndrom [14]

erfahrenes chirurgisches Personal erfolgen. Die präklinische Durchführung bleibt Ausnahmefällen vorbehalten. [10]

Präklinisches Management Crush-Syndrom

Die präklinische Versorgung muss strukturiert und antizipativ erfolgen, insbesondere bei Verdacht auf eine längere Einklemmungszeit (> 4 h) oder bei offensichtlichen Muskelquetschungen.

Volumensubstitution [4,5,8]

Bereits vor der Befreiung des Patienten sollte die Infusionstherapie mit isotonen Kristalloiden begonnen werden:

- Start: isotone Kristalloide sofort beginnen, Zieldiurese 1–3 ml/kg/h
- Titration: Infusionsrate fortlaufend an UO/Hämodynamik anpassen, bei hohem Bedarf balancierte Kristalloide erwägen
- Vermeiden: keine kaliumhaltigen Infusate zu Beginn
- Ziel: Verdünnung von Myoglobin, Kalium und anderen Toxinen vor Reperfusion, Schutz der Nierenfunktion, Verhinderung eines Kreislaufversagens

Bikarbonatgabe

Bei Einklemmungsdauer > 4 h kann eine Alkalisierung, jedoch nicht routinemäßig, (z. B. 50 ml $NaHCO_3$ 8,4 % in 500 ml Aqua) bei Azidose erwogen werden. Voraussetzung ist ein normovolämer Kreislaufzustand.

Medikamentöse Therapie

- Analgesie: Opioide i. v. als Mittel der Wahl (z. B. Fentanyl, Piritramid)
- Bei hämodynamischer Instabilität: **Ketamin**
- Hyperkaliämiezeichen: Kalzium i. v., Glukose-Insulin, Salbutamol, Bikarbonat

Monitoring

- **Kontinuierliches EKG** (T-Wellen, QRS-Breite)
- **Vitalparameter**: RR, HF, AF, SpO_2, ggf. Kapnometrie
- GCS, Vigilanzverlauf

Tourniquet [2,6]

Ein Tourniquet kann in Einzelfällen kontextabhängig (> 2 h Quetschung, instabile Kreislaufverhältnisse) angewendet werden, muss aber sorgfältig indiziert und nach Abwägung der Folgen einer Reperfusionshyperkaliämie eingesetzt werden.

Klinikanmeldung

Eine frühzeitige Information des Zielkrankenhauses ist essenziell, um nephrologische, intensivmedizinische und chirurgische Ressourcen zu mobilisieren.

> **Merke:** Früh isotone Kristalloide, Diureseziel **1–3 ml/kg/h,** Rate an Hämodynamik und Urinausscheidung titrieren, **initial keine kaliumhaltigen Lösungen.**

Fazit

Bei Rhabdomyolyse und Crush-Syndrom entscheidet die präklinische Versorgung über Prognose und Überleben. Frühzeitige, großzügige Volumengabe bereits vor Befreiung, engmaschiges Monitoring von EKG und Diurese sowie das rechtzeitige Erkennen von Hyperkaliämie sind zentral. Analgesie, Antizipation der Reperfusionsproblematik und frühzeitige Klinikmeldung sichern ein strukturiertes Vorgehen und reduzieren das Risiko akuter Komplikationen.

Sonderfall kontrastmittelassoziierte Nierenschädigung (CA-AKI)

Terminologie und klinische Bedeutung

Die kontrastmittelassoziierte Nierenschädigung (CA-AKI) stellt eine relevante Sonderform der akuten Nierenschädigung dar. Sie tritt typischerweise im Anschluss an die Gabe iodhaltiger Kontrastmittel im Rahmen bildgebender Verfahren auf, z. B. bei einer Computertomografie oder einer Koronarangiografie (➤ Abb. 5). Während früher von einer kontrastmittelinduzierten Nephropathie (CIN) gesprochen wurde, setzt sich heute die neutralere Bezeichnung **Contrast-Associated AKI (CA-AKI)** durch. Der Grund dafür liegt in der Unsicherheit der Kausalitätszuordnung. [1,2]

Die Inzidenz von CA-AKI ist stark vom Risikoprofil abhängig: Bei gesunden Patienten liegt sie unter 1 %, bei kritisch Kranken kann sie hingegen über 25 % betragen. [3] Aktuelle Daten belegen einen

Zusammenhang mit erhöhter Mortalität, verlängerten Krankenhausaufenthalten sowie einem gesteigerten Risiko für chronische Niereninsuffizienz. [3]

Definition (KDIGO, ESUR, ACR)

CA-AKI wird als Auftreten einer akuten Nierenschädigung **nach KDIGO-Kriterien** in zeitlichem Zusammenhang mit einer Kontrastmittelexposition verstanden (typischerweise innerhalb von 48–72 h). Diese Definition beschreibt **eine Assoziation, keine Kausalität.** Eine kausal zugeschriebene **CI-AKI** liegt erst vor, wenn **andere prärenale, intrarenale oder postrenale Auslöser systematisch ausgeschlossen** wurden und die zeitliche Beziehung sowie die klinische Konstellation eine plausible Ursächlichkeit stützen.

Die gängige, klinisch praktikable Definition lautet: Ein AKI gilt als **kontrastassoziiert,** wenn innerhalb von 48–72 h nach Kontrastmittelgabe eine der folgenden Veränderungen auftritt [7]:

- Anstieg des Serumkreatinins um ≥ 0,3 mg/dl (≥ 26,5 µmol/l) **oder**
- Anstieg des Serumkreatinins um ≥ 50 % gegenüber dem Ausgangswert **oder**
- Urinausscheidung < 0,5 ml/kg/h über mehr als 6 h

Merke: CA-AKI bezeichnet eine zeitliche Assoziation zwischen Kontrastmittelexposition und nach KDIGO definiertem AKI; sie beweist keine Kausalität. Vor der Attribution als CI-AKI müssen alternative AKI-Ursachen aktiv ausgeschlossen werden. [7]

Inzidenz und Evidenzbalance

Traditionell wird bei Personen ohne Risikofaktoren eine sehr niedrige Inzidenz berichtet, während bei kritisch Kranken deutlich höhere Raten beschrieben sind. Neuere, methodisch robustere Studien zu intravenösen Kontrastmitteln relativieren dieses Risiko jedoch und zeigen bei adäquatem Confounder-Abgleich teils keine Erhöhung gegenüber nicht exponierten Kontrollen. Die Datenlage ist daher kontrovers und hängt wesentlich von Kollektiv, Applikationsweg und Studiendesign ab.

Wichtig ist die klare begriffliche Trennung: Contrast-**Associated** AKI (CA-AKI) bezeichnet eine zeitliche Assoziation ohne Kausalitätsnachweis,

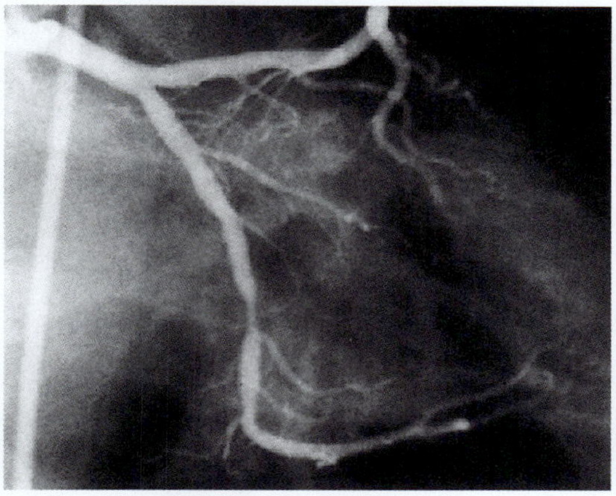

Abb. 5 Die CA-AIK kann nach einer Koronarangiografie auftreten

Contrast-**Induced** AKI (CI-AKI) setzt eine ursächliche Attribution nach Ausschluss alternativer Auslöser voraus.

Die Ätiologie ist multifaktoriell; Beobachtungsdaten können Residual-Confounding nicht ausschließen. Route, Dosis, hämodynamischer Status und vorbestehende CKD bestimmen das individuelle Risiko. [9,10,13,12]

Pathogenese der CA-AKI – multifaktoriell & tubulotoxisch

Die Entstehung des CA-AKI beruht auf komplexen pathophysiologischen Prozessen, die insbesondere das Tubulusepithel und die mikrovaskuläre Perfusion der Niere betreffen. Besonders vulnerabel ist das äußere Mark, vor allem die Pars recta des proximalen Tubulus, aufgrund seines hohen Sauerstoffbedarfs bei physiologisch geringer Durchblutung [4,5,6].

Zentrale Mechanismen sind:

- Medulläre Ischämie durch Vasokonstriktion:
  - Hemmung der Prostaglandinsynthese durch das Kontrastmittel
  - Freisetzung vasokonstriktiver Mediatoren (Endothelin, Adenosin, Angiotensin II)
  - Afferente Vasokonstriktion → Minderperfusion → Ischämie
- Direkte tubuläre Zytotoxizität:
  - Mitochondriale Dysfunktion
  - Aktivierung zellulärer Stresswege (Apoptose, Entzündungsreaktion)
  - Zerstörung von Zellpolarität und Tight Junctions
  - Tubulusobstruktion durch abgeschilferte Zellen
- Erhöhter intratubulärer Druck:
  - Kontrastmittel erhöht die Harnviskosität

- Verzögerter Fluss → Rückstau → reduzierter Filtrationsdruck (GFR ↓)
- Bildung reaktiver Sauerstoffspezies (ROS):
  - Lipidperoxidation, Mitochondrienschädigung, Fibroseinduktion
  - Verminderung von NO (Stickstoffmonoxid) → verstärkte Vasokonstriktion

Die Entwicklung eines CA-AKI hängt maßgeblich vom Zusammenspiel individueller, hämodynamischer und prozeduraler **Risikofaktoren** (➤ Tab. 1) ab. [1,3,11,12,13]

Diagnostik

Die Diagnose eines CA-AKI basiert auf dem zeitlichen Zusammenhang zur Kontrastmittelgabe und dem Ausschluss anderer Ursachen. Die wichtigsten diagnostischen Bausteine sind:

- **Laboruntersuchungen:**
  - Serumkreatinin: Anstieg um ≥ 0,3 mg/dl oder ≥ 50 % innerhalb von 48–72 h
  - eGFR: Risikoabschätzung, insbesondere präinterventionell
  - Harnstoff/Kreatinin-Ratio: Differenzierung prärenal vs. intrarenal
  - Elektrolyte: Kalium, Phosphat, Natrium, Kalzium
  - Zystatin C (optional): sensitiver Marker bei geringer Muskelmasse
- **Urinanalytik:**
  - Urinmenge: Oligurie < 0,5 ml/kg KG/h innerhalb der ersten 12–24 h
  - Urinsediment: meist unauffällig bei CA-AKI, pathologische Sedimente (dysmorphe Erythrozyten, Zylinder) sprechen für andere AKI-Formen
- **Bildgebung:**
  - Nierensonografie: Ausschluss postrenaler Obstruktionen (Blasendistension, Hydronephrose ➤ Abb. 6)
  - Bei V.a. andere Ursachen: CT oder MRT nur bei zwingender Indikation → KM-Einsatz restriktiv

Differenzialdiagnostik

Ein Anstieg des Serumkreatinins nach Kontrastmittelgabe beweist keinen Kausalzusammenhang. Daher ist eine differenzierte klinische und anamnestische Beurteilung essenziell [1,2,4]:

- **Prärenal:**
  - Diuretika, Exsikkose, Hypotonie, Hypovolämie
  - Orthostatische Beschwerden, Schockzeichen
- **Intrarenal:**
  - Akute Tubulusnekrose durch andere Toxine
  - Medikamenteninduzierte interstitielle Nephritis (NSAR, Antibiotika)
  - Glomerulonephritiden (aktive Sedimente, Hämaturie, Proteinurie)
- **Postrenal:**
  - Harnstau (Urolithiasis, Prostatahyperplasie, Katheterfehlfunktion)
  - Anurie oder hohe Restharnmengen in Sonografie
- **Typischer Verlauf bei CA-AKI**
  - Beginn der Oligurie: meist 12–24 h nach KM-Gabe
  - Kreatininanstieg: typischerweise am 2.–3. Tag
  - Kreatiningipfel: Tag 3–5
  - Erholung: meist innerhalb von 5–7 Tagen bei unkompliziertem Verlauf

Tab. 1 Risikofaktoren für die Entwicklung einer CA-AKI

Patientenbezogene Risiken	Prozedurbezogene Risiken	Medikamentenbezogene Risiken
• CKD/eGFR < 30 ml/min/1,73 m², vorbestehendes AKI • Höheres Alter, Frailty, Multimorbidität • Volumenmangel, Hypotonie, Schock • Sepsis, systemische Inflammation • Herzinsuffizienz, Leberzirrhose/HRS • Diabetes mellitus, Anämie • Nierentransplantat, Myelom, Obstruktion	• Intraarterielle First-Pass-Exposition (z. B. Koronarangiografie) • Hohes Kontrastmittelvolumen, fehlende Dosisbegrenzung • Notfalleingriff ohne adäquate Hydrierung • Wiederholte KM-Gabe < 24–48 h • Hämodynamische Instabilität periinterventionell • Hochosmolare KM (sofern eingesetzt) • Embolisation/renale Interventionsdichte	• NSAR (renale Perfusion ↓) • ACE-Hemmer/ARB (v. a. bei Volumenmangel) • Diuretika (Volumenmangel-Risiko) • Aminoglykoside, Vancomycin • Amphotericin B, Cisplatin, Ifosfamid • Calcineurin-Inhibitoren (Tacrolimus, Ciclosporin) • Tenofovir u. a. antivirale Nephrotoxika • Jodhaltige KM in hoher Dosis (kumulatives Risiko)

Prävention

Da keine kausale Therapie für das CA-AKI zur Verfügung steht, liegt der Fokus konsequent auf der **Primärprävention,** insbesondere bei Risikopatienten mit vorbestehender chronischer Nierenerkrankung, Diabetes mellitus, Herzinsuffizienz, Hypovolämie oder gleichzeitiger Einnahme nephrotoxischer Medikamente [1,3,11].

- **Volumenexpansion:**
  - Standard: isotone Kristalloide, risikoadaptiert nach ESUR/ACR
  - Protokoll A (Routine): 1–1,5 ml/kg/h 3–12 h vor und 6–12 h nach i. v. Kontrastmittel; Zieldiurese ≥ 1 ml/kg/h
  - Protokoll B (verkürzt): 3 ml/kg/h ab 30–60 min vor bis 6 h nach i. v. Kontrastmittel, nur bei Zeitdruck/hohem Risiko und hämodynamischer Toleranz; anschließend 1–1,5 ml/kg/h
  - Intraarterielle First-Pass-Exposition: bevorzugt Protokoll A; bei Zeitdruck 250–500 ml Bolus + Protokoll B
  - Herzinsuffizienz/Volumenlimit: 0,5–1 ml/kg/h; eng titrieren mit Bilanz, Lungenultraschall und V.-cava-Beurteilung
  - Monitoring: Flüssigkeitsbilanz, Elektrolyte/BGA, eGFR nach 48–72 h; Stopp/Reduktion bei Überwässerungszeichen
- **Kontrastmittelwahl & -dosis:**
  - Niedrig- oder isoosmolare Kontrastmittel bevorzugen
  - Hochosmolare Substanzen gelten als obsolet
  - Dosierung streng nach ALARA-Prinzip („As Low As Reasonably Achievable"): Ziel ist die geringstmögliche Dosis zur Bildoptimierung

Medikamentenmanagement

- **Pausieren nephrotoxischer Substanzen** (wenn klinisch vertretbar):
  - NSAR, Aminoglykoside, Vancomycin, RAS-Hemmer
  - Metformin: bei stabiler Nierenfunktion und eGFR ≥ 30 ml/min/1,73 m^2 keine routinemäßige Pause bei i. v. Kontrastmittelgabe; **Pausieren** bei eGFR < 30 ml/min/1,73 m^2, **AKI** oder **intraarterieller First-Pass-Exposition.** Wiederaufnahme frühestens nach 48 h und erst nach dokumentierter eGFR-Stabilität

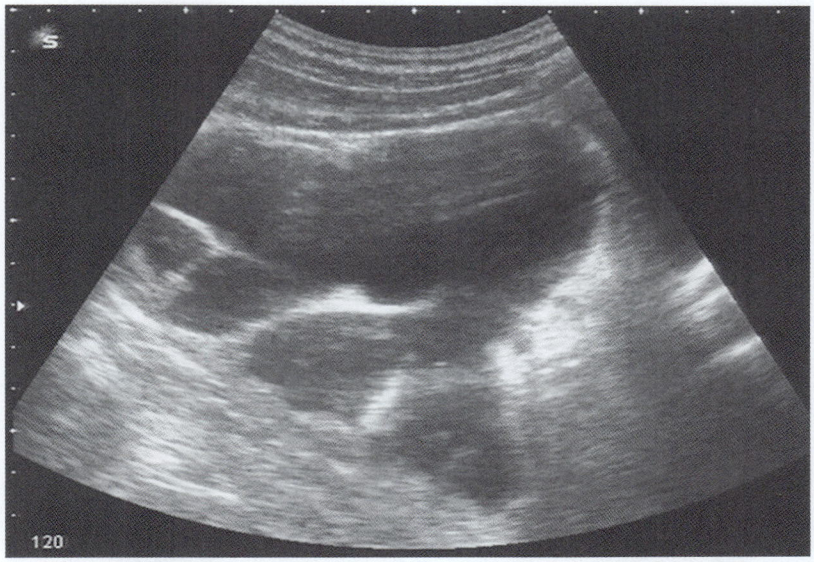

K. Reising, Neusäß

Abb. 6 Sonografischer Nachweis einer Hydronephrose

- **Wiederholte Kontrastgaben vermeiden:**
  - Keine erneute KM-Exposition innerhalb von **48–72 h**
  - Besonders relevant bei Dialysepflichtigen mit Residualfunktion
- **Substanzen mit fehlender Evidenz:**
  - **N-Acetylcystein (NAC):** keine signifikante protektive Wirkung nachgewiesen [6, 7]
  - **Natriumbikarbonat:** wurde früher zur Alkalisierung empfohlen, zeigt aber laut Metaanalysen keine Überlegenheit gegenüber NaCl 0,9 %
  - **Empfehlung:** kein routinemäßiger Einsatz dieser Substanzen

Merke: Hydratation ist die einzige robuste Maßnahme (➤ Abb. 7)!

Abb. 7 Volumenexpansion

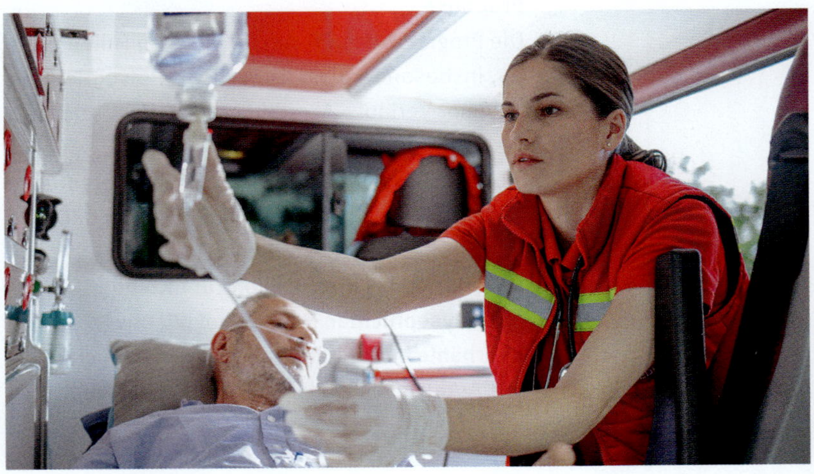
istockphoto.com/blackCAT

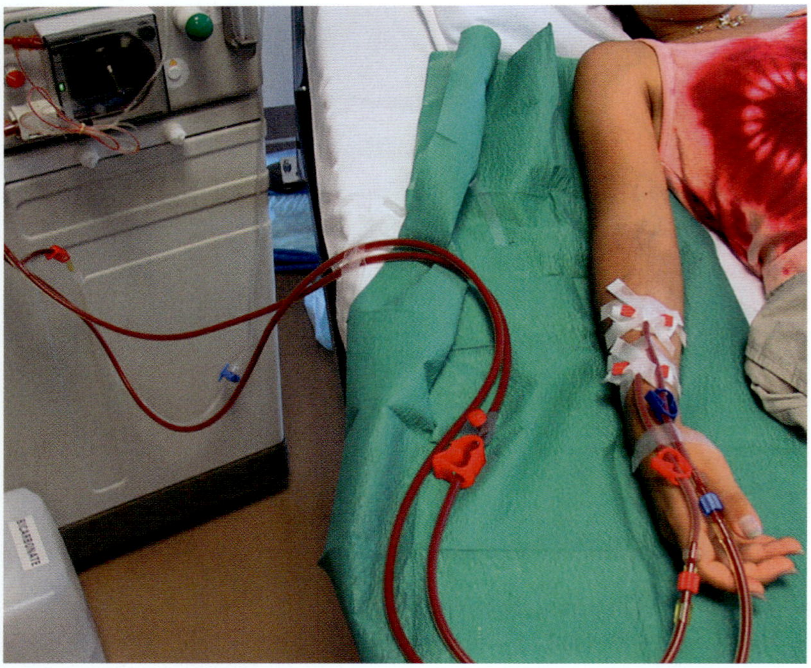

colourbox.com

Abb. 8 Dialyse

Therapie

Die Behandlung eines CA-AKI ist **supportiv** und richtet sich nach dem klinischen Verlauf sowie den auftretenden Komplikationen:

- **Flüssigkeitsmanagement:** Normovolämie sicherstellen
- **Elektrolytkontrolle:** v. a. Kalium, Phosphat, Natrium
- **Blutdruckstabilisierung:** ggf. Katecholamine
- **Nephrologische Konsile:** bei fehlender Erholung oder progredientem Verlauf
- **Nierenersatzverfahren:** indiziert bei Oligo-/Anurie, therapierefraktärer Hyperkaliämie, Überwässerung oder Urämie (➤ Abb. 8)

Prognose

Die Prognose des CA-AKI ist in vielen Fällen günstig, insbesondere bei frühzeitiger Prävention und mildem Verlauf. Allerdings bestehen relevante Risiken:

- **Persistente Verschlechterung der Nierenfunktion** bei bis zu 10 % der Patienten mit CKD oder mehrfacher KM-Exposition
- **Langfristige Progression zur CKD oder Dialysepflicht** in Hochrisikokollektiven
- **Erhöhte Mortalität** nachweislich assoziiert mit CA-AKI, insbesondere bei Intensivpatienten [3,4]

Merke: Die beste Behandlung des CA-AKI ist seine Vermeidung. Die konsequente Anwendung präventiver Strategien sollte fester Bestandteil des periinterventionellen Managements bei Risikopatienten sein, sowohl im stationären als auch im prähospitalen oder ambulanten Bereich.

Fazit

Die kontrastmittelassoziierte akute Nierenschädigung stellt eine klinisch relevante, potenziell vermeidbare Komplikation diagnostischer und interventioneller Verfahren dar. Um ein Optimum an Sicherheit zu gewährleisten, bedarf es einer präzisen Risikoeinschätzung, einer auf Evidenz basierenden Prävention sowie eines konsequenten Monitorings nach Kontrastmittelgabe. Insbesondere bei gefährdeten Patientengruppen empfiehlt sich ein interdisziplinäres Vorgehen, das die Fachgebiete Notfallmedizin, Radiologie und Nephrologie einschließt.

Quellen:

[1 American College of Radiology Committee on Drugs and Contrast Media. (2023). ACR manual on contrast media. American College of Radiology. https://sar.org.ar/wp-content/uploads/2024/07/ACR2023Contrast_Media.pdf (letzter Zugriff: 21.08.2025)

[2] AWMF. (2023). Katastrophenmedizinische prähospitale Behandlungsleitlinie. https://register.awmf.org/assets/guidelines/001-043l_S2k_Katastrophenmedizinische-praehospitale-Behandlungsleitlinie_2023-10.pdf (letzter Zugriff: 21.08.2025)

[3] European Society of Urogenital Radiology (ESUR), Contrast Media Safety Committee. (2018). ESUR guidelines on contrast media (Version 10.0). ESUR. https://www.esur.org/esur-guidelines-on-contrast-agents/ (letzter Zugriff: 21.08.2025)

[4] Gaik, C., Wiesmann, T. (2020). Rhabdomyolyse. Ein Überblick zu Pathophysiologie, Diagnostik und Therapie. Anästh Intensivmed, 61, 302–319.

[5] Kielstein, J.T., Hafer, C. (2020). Rhabdomyolyse. Aus: Marx, G. et al. Referenz Intensivmedizin. Teil I Renale Erkrankungen. Stuttgart: Georg Thieme Verlag.

[6] Joint Trauma System. (2016). Crush syndrome – Prolonged field care clinical practice guideline (28 Dec 2016). Defense Health Agency. https://jts.health.mil/assets/docs/cpgs/Crush_Syndrome_PFC_28_Dec_2016_ID58.pdf (letzter Zugriff: 21.08.2025)

[7] Kidney Disease: Improving Global Outcomes (KDIGO) Acute Kidney Injury Work Group. (2012). KDIGO clinical practice guideline for acute kidney injury. Kidney International Supplements, 2(1), 1–138.

[8] Kodadek, L., Carmichael, S. P., Seshadri, A., Pathak, A., Hoth, J., Appelbaum, R., Michetti, C. P., Gonzalez, R. P. (2022). Rhabdomyolysis: An AAST Critical Care Committee clinical consensus document. Trauma Surgery & Acute Care Open, 7(1), e000836.

[9] McDonald, J. S., McDonald, R. J., Lieske, J. C., Carter, R. E., Katzberg, R. W., Williamson, E. E., Kallmes, D. F. (2015). Risk of acute kidney injury, dialysis, and mortality in patients with chronic kidney disease after intravenous contrast material exposure. Mayo Clinic Proceedings, 90(8), 1046–1053.

[10] McDonald, R. J., McDonald, J. S., Bida, J. P., Carter, R. E., Fleming, C. J., Misra, S., Williamson, E. E., Kallmes, D. F. (2013). Intravenous contrast material-induced nephropathy: Causal or coincident phenomenon? Radiology, 267(1), 106–118.

[11] National Institute for Health and Care Excellence. (2024). Acute kidney injury: Prevention, detection and management (NG148). NICE.

[12] Obed, M., Gabriel, M. M., Dumann, E., Vollmer Barbosa, C., Weißenborn, K., & Schmidt, B. M. W. (2022). Risk of acute kidney injury after contrast-enhanced CT: A systematic review and meta-analysis of 21 propensity score–matched cohort studies. European Radiology, 32(12), 8432–8442.

[13] Rudnick, M. R., Leonberg-Yoo, A., Litt, H. I., Cohen, R. M., Hilton, S., & Reese, P. P. (2020). The controversy of contrast-induced nephropathy with intravenous contrast: What is the risk? American Journal of Kidney Diseases, 75(1), 105–113.

[14] aus: Bruch H.-P, Trentz O. Berchtold Chirurgie, 6.Aufl., Elsevier GmbH, Urban & Fischer Verlag, München 2008

[15] Kalbas, Y., Kumabe, Y., Sellei, R.M. … (2023). Akutes Kompartmentsyndrom der Extremitäten. Chirurgie 94, 93–102 (2023). https://doi.org/10.1007/s00104-022-01624-9

Autor und Autorin

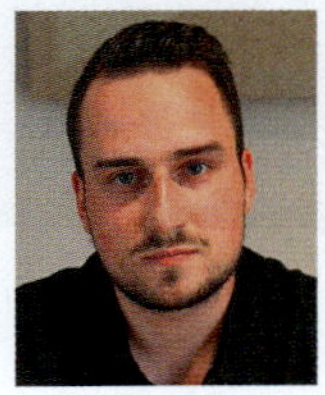

Kornelius Treiber, cand. B.A. Medizinpädagogik, Notfallsanitäter, Praxisanleiter, AHA PALS-, ACLS-Instruktor, NAEMT/DBRD GEMS-Instruktor, EPC-Provider, hauptberuflich Fachdozent für Notfallmedizin an einer Berufsfachschule in Baden-Württemberg, Operator Simulationszentrum, Dozent bei „Advanced Training for and from Emergency Medicine" (ATEM), Gründungsmitglied bei FOAM-Live e.V. & bei der Arbeitsgemeinschaft Notfallmedizin Heilbronn e.V. (AGNHN)
Kontakt: kornelius.treiber@t-online.de

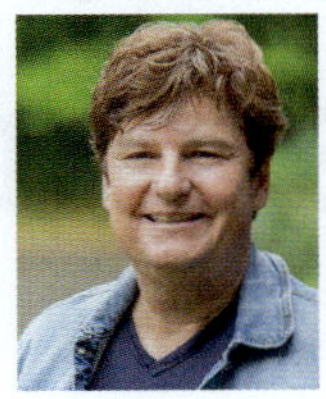

Prof. Dr. Eva Kircher, Studiengangsleiterin Medizinpädagogik B.A. und Medizin- und Gesundheitspädagogik M.A., Professorin für Medizinpädagogik bei der SRH-University am Campus Stuttgart, Fachkrankenschwester für Anästhesie und Intensivpflege, Praxisanleiterin, Rettungsassistentin, B.A. Medizinpädagogik, M.A. Medizinpädagogik
Kontakt: eva.kircher@srh.de

Interessenskonflikt: Autor und Autorin geben an, dass kein Interessenskonflikt vorliegen.

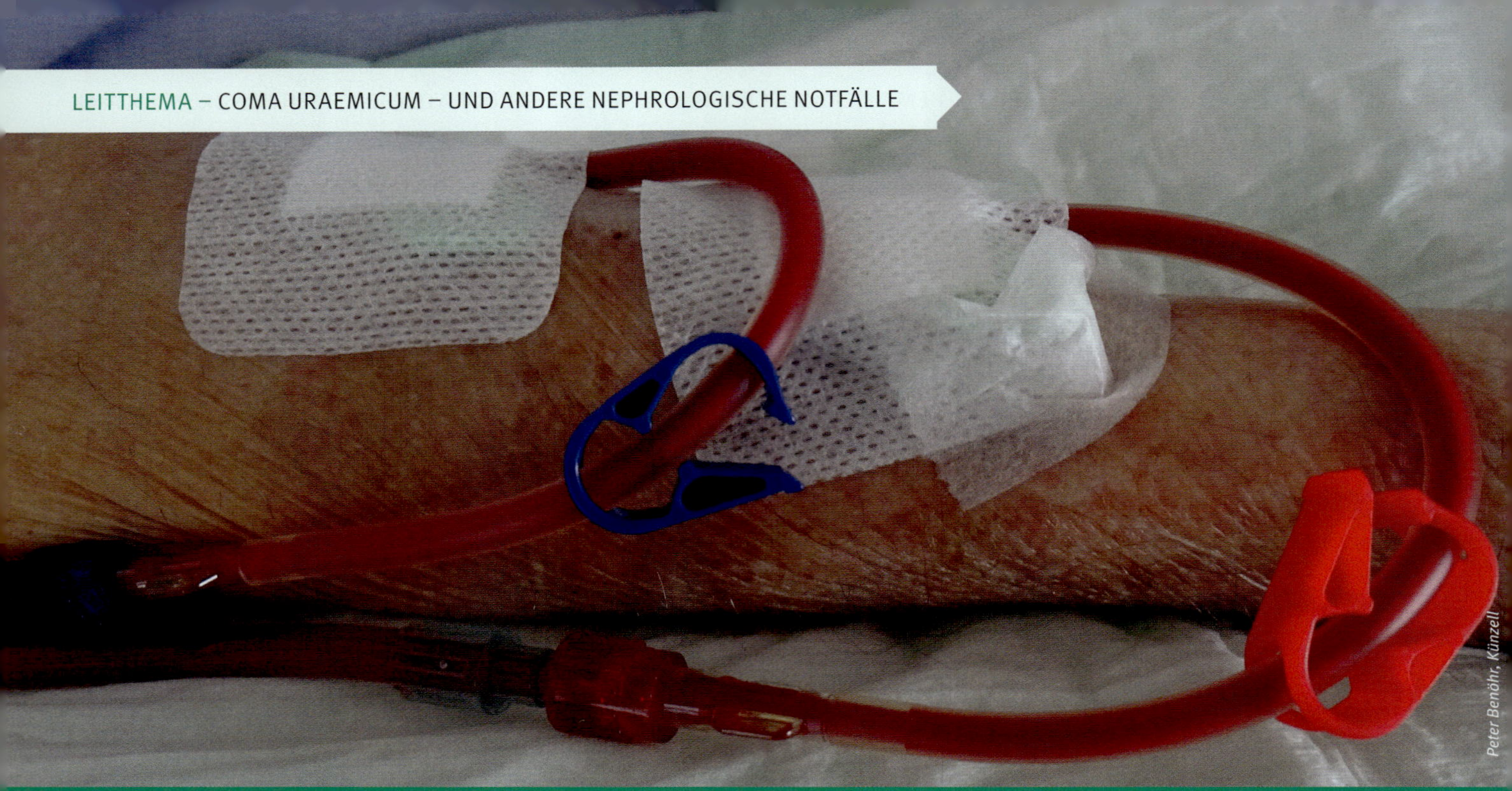

Peter Benöhr, Künzell

Coma uraemicum – und andere nephrologische Notfälle

Schlüsselwörter:
Nephrologische Notfälle
Chronisches Nierenversagen
Akutes Nierenversagen
Niereninsuffizienz

Zusammenfassung: *Die chronische Nierenerkrankung (chronic kidney disease, CKD) nimmt in ihrer Inzidenz aufgrund verschiedener Faktoren weltweit zu. In Deutschland haben im Jahr 2022 einer Studie nach 1,3 Millionen Menschen (1,9 % der Bevölkerung) eine chronische Nierenerkrankung in den fortgeschrittenen Stadien 3 bis 5 [1]. Somit werden auch alle in Deutschland im Rettungsdienst tätigen Berufsgruppen mit hoher Wahrscheinlichkeit mit Patienten in Kontakt kommen, die eine chronische Nierenerkrankung bis hin zur terminalen Niereninsuffizienz aufweisen. Dieser Artikel hat zum Ziel, einen Überblick über die Ursachen, Klassifikation, Therapie und das vielfältige klinische Spektrum nephrologischer Erkrankungen zu geben.*

Einteilung und Ursachen einer Niereninsuffizienz

Zur Beurteilung einer Niereninsuffizienz ist es zunächst wichtig, zwischen einem chronischen und einem akuten Nierenversagen zu unterscheiden. Während das akute Nierenversagen als eine Nierenfunktionsverschlechterung (Abfall der glomerulären Filtrationsrate [GFR]) und/oder eine Abnahme der Urinproduktion innerhalb von 48–72 Stunden definiert ist, handelt es sich beim chronischen Nierenversagen um einen Prozess, der im Regelfall über Jahre abläuft.

Die Einteilung des akuten Nierenversagens ist in ➤ Tab. 1 dargestellt.

Eine weitere Unterteilung erfolgt nach Lokalisation der Nierenschädigung, d. h. ob diese prä-, intra- oder postrenal gelegen ist.

Beispiele für ein prärenales akutes Nierenversagen sind:

- verschiedene Schockgeschehen
- Hypotonie

- Hypovolämie
- Sepsis

Intrarenale Ursachen können sein:

- primäre Nierenerkrankungen
- nephrotoxische Medikamente

Postrenale Ursachen gehen im Regelfall mit einer Harnabflussstörung einher.

Die chronische Niereninsuffizienz wird abhängig von der GFR in insgesamt fünf Stadien unterteilt (➤ Abb. 1). Das Stadium 5 kann auch als terminale Niereninsuffizienz bezeichnet werden, wobei dann Dialysepflichtigkeit eintreten kann. Zusätzlich spielt die Eiweißausscheidung im Urin (Proteinurie/Albuminurie) als Prognosemarker eine wesentliche Rolle, die daher in der Klassifikation ebenfalls mit aufgeführt ist (Stadium A1, A2, A3).

Häufige Ursachen der chronische Nierenerkrankung sind Diabetes mellitus, arterielle Hypertonie, genetische Erkrankungen (z. B. autosomal-dominante zystische Nierenerkrankung) sowie nicht-infektiöse Entzündungen (z. B. chronische Glomerulonephritis) oder auch interstitielle Nephritis (z. B. medikamentös induziert) (➤ Abb. 2).

Klinische Symptome einer Niereninsuffizienz

Häufig verläuft eine progrediente Nierenfunktionsverschlechterung auch in den fortgeschrittenen Stadien oligo- bis asymptomatisch, sodass Patienten erst in einem terminalen Nierenfunktionsstadium auffällig werden. Die Symptomatik kann hierbei vielfältig sein – führend sind Störungen der Vigilanz (z. B. Coma uraemicum), der Beatmung (Überwässerung, Pleuraergüsse) und des Herzens (Perikarderguss, Herzrhythmusstörungen). Ein erstes klinisches Beispiel soll zeigen, mit welchen Symptomen sich Patienten im präklinischen Alltag präsentieren können. Viele klinische Studien haben in der Vergangenheit belegt, dass die Häufigkeit des Auftretens einer Hyperkaliämie, insbesondere bei Patienten mit Herzkreislauferkrankungen, aber auch mit deutlich eingeschränkter Nierenfunktion in den letzten Jahren zugenommen hat [2]. Somit wird auch der Rettungsdienst mit diesem Problem häufig konfrontiert, jedoch steht die präklinische Analytik nicht immer zur Verfügung. Es werden aber zunehmend mehr mobile Blutgas-Analysegeräte eingesetzt, sodass bereits präklinisch eine Kaliumsenkung herbeigeführt werden kann. Hier bietet sich zusätzlich zu den intravenösen Maßnahmen eine perorale Gabe von Kationenaustauschern an, die bereits nach einer Stunde einen Wirkungseintritt aufweisen können. Angesichts der zunehmend langen Fahrtzeiten des Rettungsdienstes, um ein geeignetes Krankenhaus für die Behandlung einer Hyperkaliämie zu erreichen, ist dies eine zusätzliche Option zur Therapie der Hyperkaliämie. Die Substanzklasse fand auch Einzug in den Behandlungsalgorithmus des European Resuscitation Council (➤ Abb. 3).

Patienten mit einer klinisch relevanten Hyperkaliämie weisen häufig als Komorbidität eine Herz- oder Niereninsuffizienz auf. Die Anamnese und die Medikation können daher Hinweise auf eine Hyperkaliämie geben. Nach aktueller Leitlinie werden bei Patienten mit eingeschränkter linksventrikulärer Pumpfunktion sowohl Sartane/ACE-Hemmer/Sacubitril in Verbindung mit einem Mineralokortikoidrezeptor-Antagonisten (MRA) wie beispielsweise Spironolacton oder Eplerenon eingesetzt. Diese Kombination

Tab. 1 Definition und Einteilung des akuten Nierenversagens (AKIN-Kriterien)

Stadium	Kreatinin	Urin
1	1,5–1,9 × vom Ausgangswert oder ≥ 0,3 mg/dl	‹ 0,5 ml/kg KG/Stunde für 6 –12 Stunden
2	2,0 – 2,9 × vom Ausgangswert	‹ 0,5 ml/kg KG/Stunde für › 12 Stunden
3	> 3,0 × vom Ausgangswert oder ≥ 4 mg/dl oder Dialysepflichtigkeit	‹ 0,3 ml/kg KG/Stunde für ≥ 24 Stunden oder Anurie ≥ 12 Stunden

Abb. 1 Stadieneinteilung der chronischen Niereninsuffizienz (KDIGO-Einteilung) einschließlich Risikostratifizierung [3]

				Albuminausscheidung im Urin (mg/l)		
				A1 normal bis leicht erhöht ‹ 30	A2 mäßig erhöht 30 – 300	A3 schwer erhöht ›300
Glomeruläre Filtrationsrate (GFR) (ml/min/1,73 m²)	G1	normal oder hoch	≥ 90			
	G2	leicht erniedrigt	60 – 89			
	G3a	leicht bis mäßig erniedrigt	45 – 59			
	G3b	mäßig bis schwer erniedrigt	30 – 44			
	G4	schwer erniedrigt	15 – 29			
	G5	Nierenversagen	‹ 15			

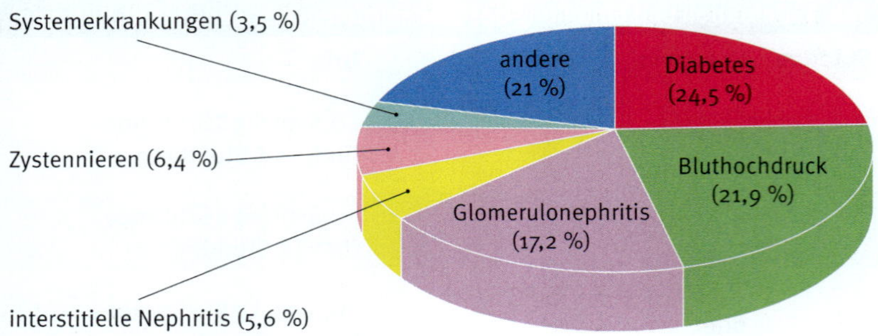

Stefan Elsberger, Planegg

Abb. 2 Häufigkeitsverteilung der Ursachen für terminale dialysepflichtige Niereninsuffizienz (Angaben in Prozent)

führt jedoch vermehrt zu einer Hyperkaliämie, sodass bei entsprechenden klinischen Befunden und der Sichtung des Medikamentenplans an eine Hyperkaliämie gedacht werden muss. Ebenso ist bei Patienten mit bekannter Dialysepflichtigkeit an eine Hyperkaliämie zu denken, insbesondere bei Diätfehlern (kaliumreiche Kost) oder nach langen Dialyseintervallen (Montag und Dienstag). Zudem können Patienten mit chronischer Niereninsuffizienz, im Regelfall in den höheren Stadien IIIB–V, ebenfalls eine Hyperkaliämie entwickeln. Dabei spielt häufig der Volumenstatus des Patienten, zusätzlich eingenommene Medikamente wie z. B. NSAR oder auch eine kaliumreiche Ernährung eine Rolle.

Im EKG können abhängig von Geschwindigkeit und Höhe des Kaliumwertes im Serum sowie der Vorerkrankungen variable EKG-Veränderungen auftreten. Typisch sind eine zeltförmig erhöhte T-Welle, eine verringerte Höhe der p-Welle, ein verlängertes PR-Intervall wie auch eine QRS-Verbreiterung bis hin zu „Sinuswellen"-artigen Veränderungen, wie sie bei dem beschriebenen Fall in V1 nachweisbar sind.

Ein anderes klinisches Krankheitsbild im Rahmen nephrologischer Notfälle soll das nächste Fallbeispiel demonstrieren.

Dieser Fall dokumentiert einerseits die Notwendigkeit einer Trinkmengenrestriktion bei Dialysepatienten ohne relevante Eigendiurese. Anderer-

Fallbeispiel 1: *Der Rettungsdienst wurde von einem 49-jährigen Patienten gerufen, da dieser eine progrediente Parese der Extremitäten sowie eine Verschlechterung des Allgemeinzustandes einschließlich Appetitlosigkeit und Übelkeit im Verlauf der letzten drei Wochen bemerkt hat. Bei Eintreffen des Rettungsdienstes weist der Patient kein Atemwegsproblem auf, jedoch eine Tachypnoe mit 23/min. Die Lungen waren beidseits belüftet, der Puls radial schwach tastbar, tachykard, die Rekapillarisierungszeit mit 3–4 Sekunden verlängert, eine ausgeprägte Schwäche aller Extremitäten ohne sonstige fokale neurologische Ausfälle war erkennbar, BZ 97 mg/ dl. In der Anamnese war eine Herzinsuffizienz mit einer deutlich eingeschränkten Pumpfunktion im Rahmen einer dilatativen Kardiomyopathie, eine chronische Niereninsuffizienz im Stadium G3b/A1, eine Adipositas (180 cm, 107 kg) und eine Gonarthrose zu erheben. Die medikamentöse Therapie bestand aus Torasemid, Bisoprolol, Valsartan+Sacubitril, Eplerenon und Empagliflozin. Die weitere Anamnese erbrachte sonst keine weiteren wesentlichen Informationen.*

Die Vitalwerte waren:

- *Herzfrequenz 100/min*
- *RR 90/50 mmHg*
- *SpO_2 92 %, BZ 97 mg/dl*
- *Temperatur 36,4 °C.*

Das 12-Kanal-EKG zeigte den Befund aus *➤ Abb. 4.*

Nach einer nochmaligen Befragung des Patienten gibt dieser nun an, wegen einer aktivierten Gonarthrose Ibuprofen 2 × 400 mg dreimal am Tag über ca. zwei Wochen ohne hausärztliche Rücksprache eingenommen zu haben. In der Notaufnahme des Klinikums Fulda zeigte sich in der venösen Blutgasanalyse folgender Befund:

- *pH 7,073*
- *BE –22 mmol/l*
- *Na 136 mmol/l*
- *K 9,95 mmol/l*

Zudem konnte ein akutes Nierenversagen mit einem Serum-Kreatinin von 7,8 mg/dl sowie ein S-Harnstoff von 289 mg/dl nachgewiesen werden. Nach zunächst konservativer Senkung der Hyperkaliämie sowie intravenöser Gabe von Calciumgluconat wurde im Verlauf auf der Intensivstation nach Anlage eines Dialysekatheters eine Dialysetherapie etabliert. Diese wurde in den kommenden zwei Tagen wiederholt, hierunter normalisierte sich das EKG und der klinische Befund des Patienten besserte sich rasch. Es erfolgte die Verlegung auf Normalstation, die Entlassung konnte nach weiteren fünf Tagen mit dem vorbekannten eingeschränkten Retentionsniveau (Stadium G3b/A1) realisiert werden.

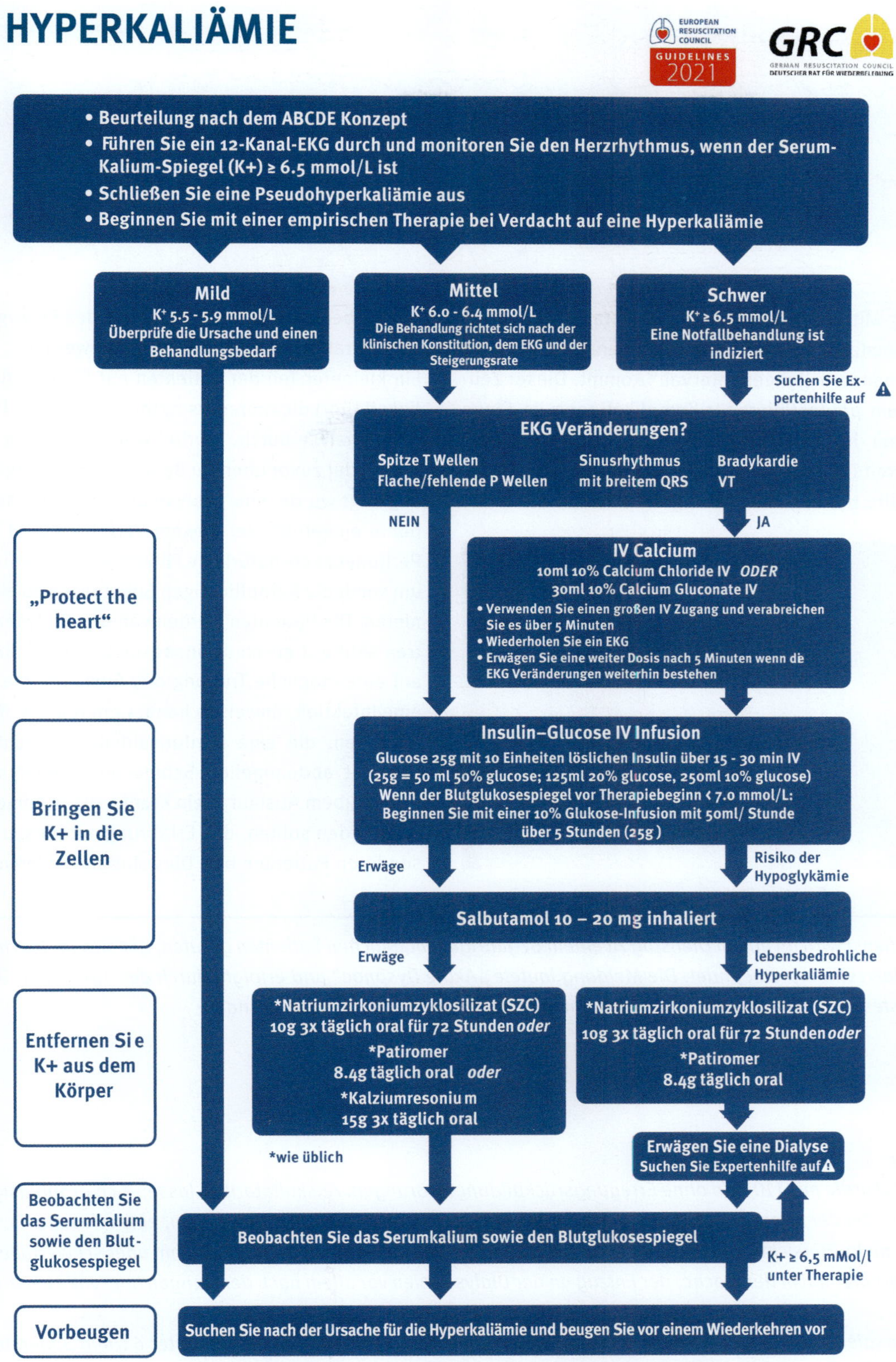

Abb. 3 ERC-Behandlungsalgorithmus „Hyperkaliämie“ © German Resuscitation Council (GRC) und Austrian Resuscitation Council (ARC) 2021 [4]

[Hier noch in der Version 2021; die englischsprachigen Leitlinien sind im Oktober 2025 erschienen, haben sich aber im Vergleich zur Version 2021 inhaltlich nicht relevant verändert. Die neuen deutschsprachigen Algorithmen erscheinen erst nach Redaktionsschluss für dieses Heft.]

seits sollte ein Dialysepatient in ein Krankenhaus mit der Möglichkeit einer Dialysetherapie gebracht werden, denn ausschließlich dort kann eine adäquate Therapie initiiert werden.

In Deutschland leben annähernd 100.000 Patienten mit Dialysepflichtigkeit, der Großteil wird mittels Hämodialyse behandelt. Normalweise dialysieren diese Personen dreimal in der Woche (Mon-

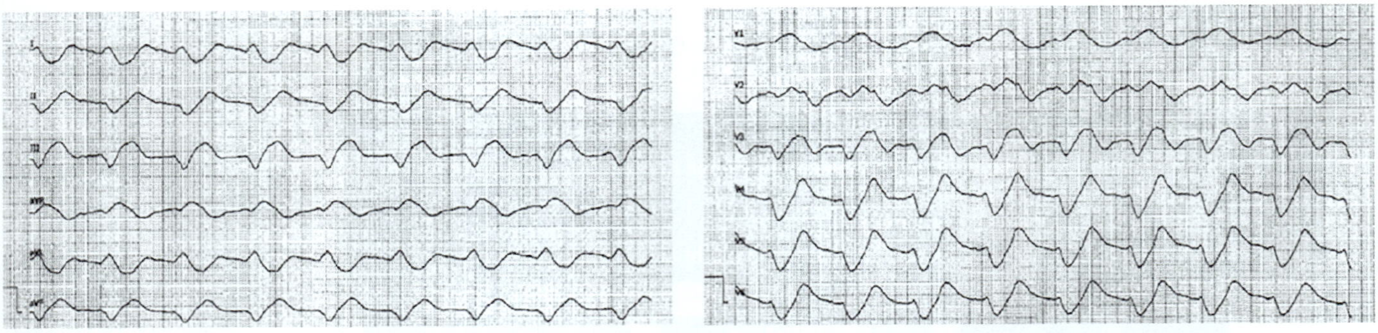

Peter Benöhr, Künzell

Abb. 4 12-Kanal-EKG des Patienten im Fallbeispiel 1

tag-Mittwoch-Freitag oder Dienstag-Donnerstag-Samstag), sodass es am Wochenende zu einem so genannten „langen Intervall" kommt. Dieser Zeitraum prädestiniert für Komplikationen im Sinne einer hydropischen Dekompensation oder, wie bereits wie erwähnt, für Hyperkaliämien. Daher sollte bei der Anamnese grundsätzlich die letzte Dialysebehandlung und die Menge des Entzuges/Ultrafiltration an der Dialyse erfragt werden.

Ein kleinerer Teil der Patienten mit Dialysepflichtigkeit führt die Nierenersatztherapie mittels Peritonealdialyse durch. Hierbei wird über einen Katheter, der zuvor über die Bauchdecke chirurgisch angelegt wurde, eine Dialyselösung in die Bauchhöhle eingefüllt. Bei diesem Verfahren wird das Peritoneum als natürliche Filtermembran benutzt, um somit die harnpflichtigen Substanzen zu eliminieren. Die Patienten werden von den Dialysezentren sehr gut geschult, insbesondere im Hinblick auf eine mögliche Trübung des Auslaufs, die auf eine Infektion hinweisen kann. Generell gilt, dass Patienten, die eine Peritonealdialyse durchführen, mit abdominellen Schmerzen, Fieber oder eben trübem Auslauf in ein Krankenhaus eingeliefert werden sollten, das Erfahrung mit diesen besonderen Patienten hat. Dies sind normalerweise

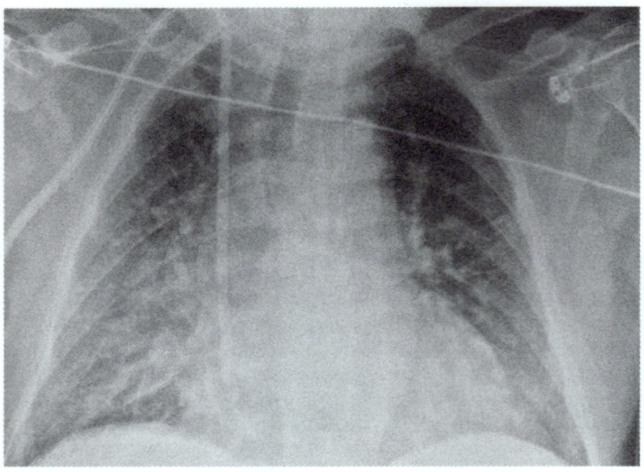

Klinikum Fulda, Klinik für Diagnostische und interventionelle Radiologie

Abb. 5 Röntgen-Thorax aus Fallbeispiel 2

Fallbeispiel 2: *Der Rettungsdienst wird an einem Dienstag zu einem 67-jährigen männlichen Patienten gerufen, der sich im Taxi auf dem Weg zur ambulanten Dialysetherapie befindet. Die Meldung lautete „Akute Dyspnoe" und erfolgte durch den Taxifahrer. Bei Eintreffen des Rettungsdienstes wird ein tachypnoeischer Patient mit folgenden Vitalwerten vorgefunden:*

- *Atemfrequenz 25/min*
- *Sättigung 88 %*
- *Temperatur 36,3 °C*
- *Blutzucker 112 mg/dl*
- *Blutdruck 190/100 mmHg*

Das EKG zeigt eine Sinustachykardie mit 110/min ohne Erregungsrückbildungsstörungen. Auskultatorisch lassen sich grobblasige Rasselgeräusche nachweisen. Bei der Anamnese gibt der Patient an, seit ca. 3 Jahren dialysepflichtig zu sein, eine relevante Restausscheidung existiert nicht mehr. Hinsichtlich der Trinkmenge gibt es zwar eine Einschränkung, es würde ihm aber schwerfallen, diese einzuhalten. Er dialysiert dreimal in der Woche, der Entzug an der Dialyse seien vor allem nach dem langen Intervall zwischen 4 und 6 Liter.

Der Patient wird vom Rettungsdienst in ein Klinikum mit der Möglichkeit einer Dialysetherapie gebracht, unter 6 l/min Sauerstoff zeigte sich eine Sättigung von 95 %. Im Klinikum wird ein Röntgen-Thorax angefertigt (➤ Abb. 5). Es zeigt sich ein Lungenödem im Rahmen einer hydropischen Dekompensation, dem Patienten wird auf der Intensivstation über seinen einliegenden Vorhofkatheter 4 Liter Ultrafiltration entzogen, nachfolgend kann die Sauerstoffgabe beendet werden, der Blutdruck zeigt sich normotensiv, sodass der Patient im Verlauf auf die Normalstation verlegt werden kann. Am nächsten Tag wird der Patient nochmals mit einem Entzug von 2,5 Liter dialysiert und im Anschluss nach Hause entlassen.

Fallbeispiel 3: *Der Rettungsdienst wird zu einem 76-jährigem Patienten mit bekanntem Diabetes mellitus, art. Hypertonie und präterminaler Niereninsuffizienz hinzugerufen. Er berichtet über Übelkeit und Erbrechen in den letzten Tagen sowie einen generalisierten Juckreiz ohne erkennbare Hautveränderungen. Arztbesuche in den letzten Monaten werden verneint, eine regelmäßige Tabletteneinnahme ebenfalls. Vor einem Jahr war der Patient in stationärer Behandlung, in der die Diagnose einer diabetischen Nephropathie, Stadium G4 A3 in dem vorliegenden Entlassungsbrief aufgeführt wird. Die Vitalwerte des Patienten sind:*

- *RR 200/100 mmHg*
- *HF 110/min*
- *Sättigung 93 %*
- *BZ 433 mg/dl*
- *Temperatur 36,8 °C*
- *Atemfrequenz 25/min*

Im 12-Kanal-EKG zeigen sich erhöhte, spitze T-Wellen, sodass der Verdacht auf eine Hyperkaliämie gestellt wurde. Bei der körperlichen Untersuchung findet sich ein gedämpfter Klopfschall über den basalen Abschnitten der Lungen sowie abgeschwächte Herztöne. Zudem sind Unterschenkelödeme, Kratzspuren am gesamten Körper sowie ein Foetor uraemicus vorzufinden. Der Patient wird in ein Krankenhaus mit einer nephrologischen Abteilung mit der Verdachtsdiagnose terminale Niereninsuffizienz und Hyperkaliämie transportiert, die in der Zentralen Notaufnahme bestätigt werden kann. Die Dialysetherapie wird am nachfolgenden Tag eingeleitet, seither dialysiert der Patient dreimal pro Woche in einem ambulanten Zentrum.

Krankenhäuser mit einer nephrologischen Abteilung oder einem assoziierten Dialysezentrum.

Ein letztes Fallbeispiel zeigt eine weitere typische Beschwerdesymptomatik, die Patienten ohne bisherige Dialysepflichtigkeit aufweisen können.

Dieser Fall belegt, wie auch der Rettungsdienst durch eine gezielte Erhebung der Anamnese und einer strukturierten körperlichen Untersuchung Patienten mit einem Nierenversagen präklinisch detektieren kann. Auch hierbei ist es nachfolgend wichtig, dass diese Patienten in ein Krankenhaus transportiert werden, wo eine adäquate Therapie etabliert werden kann.

Fazit

Nephrologische Notfälle sind sehr viel häufiger, als vermutet wird. Eine strukturierte Anamnese ist hierbei hilfreich, insbesondere die Erhebung der Vorerkrankungen sowie der medikamentösen Therapie. Zunehmend kommen mobile BGA-Analysegeräte zum Einsatz, die lebensbedrohliche Elektrolytstörungen nachweisen können. Und letztlich ist der Transport des Patienten mit einer nephrologischen Vorerkrankung in ein Krankenhaus mit nephrologischer Expertise für die weitere klinische Versorgung zwingend notwendig.

Quellen:

[1] von Samson-Himmelstjerna FA, Steiger E, Kolbrink B, et al. Referral, monitoring, and factors associated with non-referral of chronic kidney disease in Germany: a nationwide, retrospective cohort study. The Lancet Regional Health – Europe (2024). https://doi.org/10.1016/j.lanepe.2024.101111

[2] Trevisan M, de Deco P, Xu H, et al. Incidence, predictors and clinical management of hyperkalaemia in new users of mineralocorticoid receptor antagonists. Eur J Heart Fail. 2018 Aug;20(8):1217-1226. doi: 10.1002/ejhf.1199. Epub 2018 Apr 18. Erratum in: Eur J Heart Fail. 2019 Apr;21(4):540. doi: 10.1002/ejhf.1367.

[3] Kidney Disease: Improving Global Outcomes (KDIGO) Diabetes Work Group. KDIGO 2022 Clinical Practice Guideline for Diabetes Management in Chronic Kidney Disease. Kidney Int. 2022;102(5S):S1-S127. doi:10.1016/j.kint.2022.06.008

[4] Lott C, Truhlář A, Alfonzo A et al. Kreislaufstillstand unter besonderen Umständen. Leitlinien des European Resuscitation Council 2021. Notfall Rettungsmed (2021). www.springermedizin.de/link/10.1007/s10049-021-00891-z

Der Autor

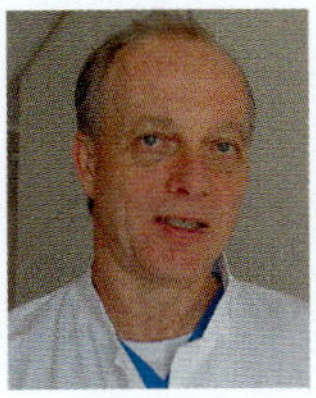

PD Dr. med. Peter Benöhr, Leitender Oberarzt in der Medizinischen Klinik III des Klinikums Fulda gAG, Facharzt für Innere Medizin, Nephrologie und Klinische Pharmakologie, tätig in der Notfallmedizin und Transplantationsmedizin, Hypertensiologe DHL, Lipidologe DGFL, ERC-Instructor ALS und ERC-Kursdirektor ALS, Kursdirektor AMLS

Interessenskonflikt: Der Autor gibt an, dass kein Interessenskonflikt vorliegt.

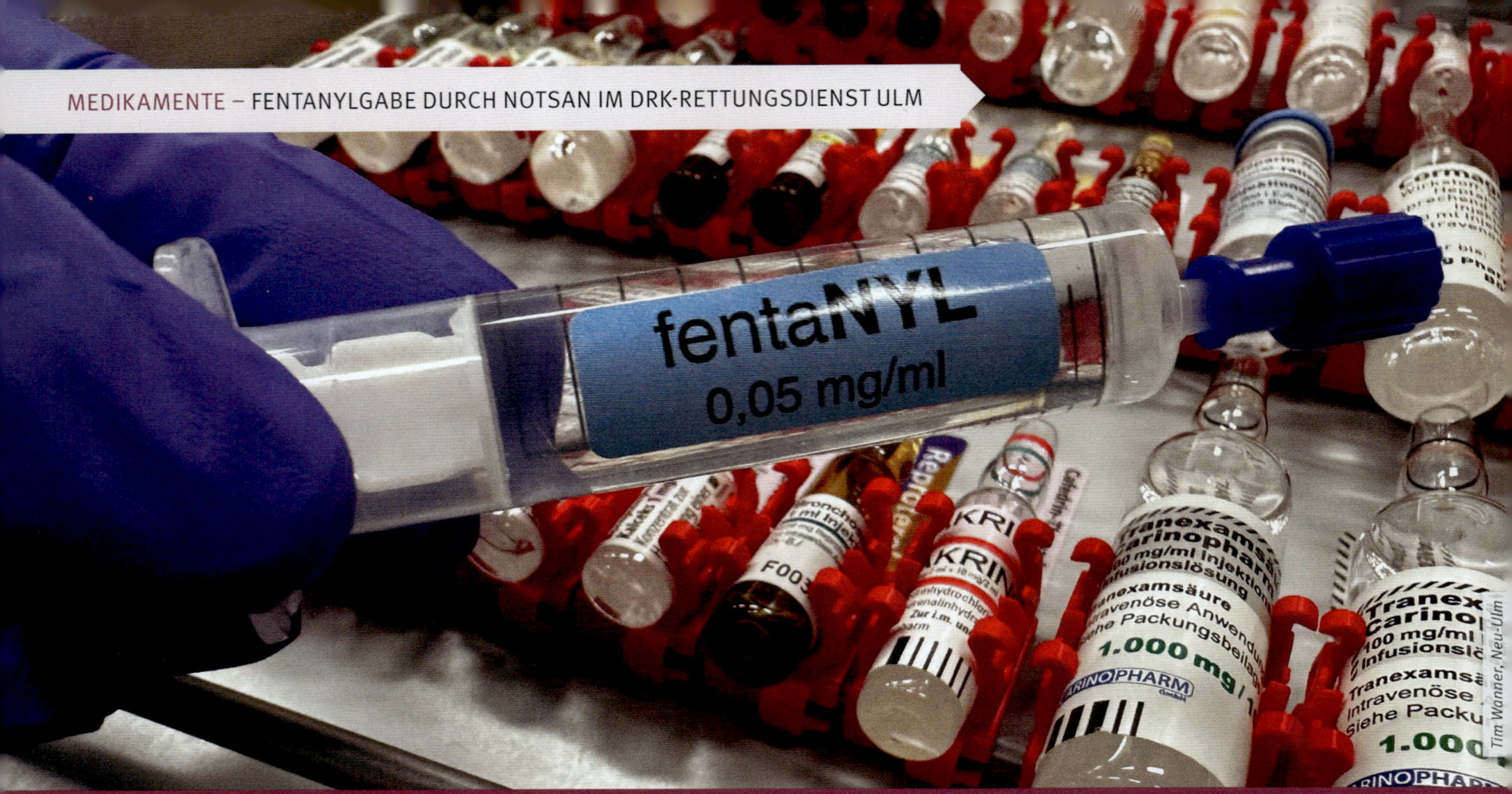

Tim Wänner, Neu-Ulm

Fentanylgabe durch NotSan im DRK-Rettungsdienst Ulm

Schlüsselwörter:
Analgesie
Fentanyl
Notfallsanitäter
Opioide
Rettungsdienst
Vorabdelegation

Zusammenfassung: *Notfallsanitäter:innen in Baden-Württemberg ist es seit 2023 möglich, durch die Vorabdelegation der „Handlungsempfehlung 3.2 Baden-Württemberg: Starke Schmerzen" Betäubungsmittel im Rahmen der Schmerztherapie zu verabreichen. 2024 wurde diese Maßnahme im Raum Ulm und Alb-Donau-Kreis retrospektiv untersucht. Die Ergebnisse sind im folgenden Artikel zusammengefasst.*

Betäubungsmittel im Rettungsdienst

Im Rettungsdienst gehört die Analgesie mit Betäubungsmitteln zu den regelmäßig durchgeführten Maßnahmen. Nach mehreren Gesetzesänderungen seit 2023 ist es Notfallsanitäter:innen in Baden-Württemberg durch die Vorabdelegation der „Handlungsempfehlung 3.2 Baden-Württemberg: Starke Schmerzen" möglich, Betäubungsmittel im Rahmen der Schmerztherapie zu verabreichen. Zur Untersuchung der Effektivität und Sicherheit der Analgesie mit dem Betäubungsmittel Fentanyl, verabreicht durch Notfallsanitäter:innen, wurde diese Maßnahme im Raum Ulm und Alb-Donau-Kreis im Zeitraum 01.07.–31.10.2024 retrospektiv untersucht. Darüber hinaus wurden neben der Analyse von Einsatzprotokollen anhand festgelegter Parameter auch Interviews mit Notfallsanitäter:innen geführt.

Bei den insgesamt 82 Fentanylgaben durch Notfallsanitäter:innen zeigte sich eine deutliche Reduktion der numerischen Rating Skala (NRS) bis zur Übergabe der Patient:innen in der Notaufnahme. Aufgetretene Nebenwirkungen bzw. unerwünschte Wirkungen konnten festgestellt werden, blieben aber auch durch geeignete Maßnahmen der RTW-Besatzungen ohne negative Auswirkungen auf das Patientenwohl und somit ohne Gefährdung der Patient:innen.

Durch die frühere Rechtslage zum Umgang mit Betäubungsmitteln fand diese Substanzklasse bis 2023 – abgesehen von wenigen Ausnahmen – nur Anwendung durch Ärzt:innen [1]. Nach umfassenden Gesetzesänderungen ist es nun unter bestimmten Voraussetzungen möglich, dass Notfallsanitäter:innen rechtssicher vorabdelegierte Medikamente, darunter Opioide, verabreichen können. Konkret traten am 20.06.2023 Gesetzesänderungen des Betäubungsmittelgesetzes (BtMG), der Betäubungsmittelverschreibungsverordnung (BtMVV) und dem Notfallsanitätergesetz (NotSanG) in Kraft [2].

Bereits seit dem 01.10.2022 sind in der DRK Rettungsdienst Heidenheim-Ulm gGmbH die Handlungsempfehlungen 3.1 mit standardisierten ärztlichen Vorgaben vorabdelegiert. Aufgrund einer benötigten Ergänzung zu den Handlungsempfehlungen 3.1 wurden in einer Arbeitsgruppe, unter Mitwirkung der DRK Rettungsdienst Heidenheim-Ulm gGmbH, bereits 2023 drei neue Handlungsempfehlungen entworfen. Diese wurden unter dem Namen „Handlungsempfehlungen 3.2 Baden-Württemberg“ zusammengefasst und anschließend von allen Hilfsorganisationen, die am bodengebundenen Rettungsdienst teilnehmen, konsentiert (➤ Abb. 1).

Material und Methoden

Im untersuchten Zeitraum vom 01.07.2024 bis zum 31.10.2024 wurde die Applikation des Betäubungsmittels Fentanyl unmittelbar nach Einführung der Handlungsempfehlung 3.2 an insgesamt sechs Rettungswachen im Zuständigkeitsbereich der DRK Rettungsdienst Heidenheim-Ulm gGmbH analysiert. Die Standorte erstrecken sich über ein gemischt urban und ländlich geprägtes Einsatzgebiet. Zur Datenerhebung wurden die Einsatzprotokolle einzeln und retrospektiv nach festgelegten Kriterien untersucht. Sämtliche Beteiligungen oder Delegationen, auch telefonisch durch eine Ärztin oder einen Arzt, sowie RTW-Verlegungen galten als Ausschlusskriterien.

Zur Untersuchung der Effektivität der präklinischen Analgesie mit Fentanyl durch Notfallsanitäter:innen wurden die dokumentierten Schmerzen anhand der NRS bei Eintreffen des Rettungsdienstes und bei der Übergabe der Patienten in der Notaufnahme betrachtet.

Bei dieser in der vorliegenden Arbeit verwendeten NRS wurde ein Grenzwert für eine effektive Analgesie bei ‹4 festgelegt, da dieser Wert in der Handlungsempfehlung für das Ziel der Analgesie angegeben ist [3]. Außerdem wird in der Literatur eine akzeptable Schmerzsituation mit guter Zufriedenheit für einen Ruheschmerz mit NRS ≤ 3 beschrieben [1,4].

Zur statistischen Auswertung sind die Daten hauptsächlich als Median mit dem dazugehörigen Interquartilsabstand (IQA) angegeben. Proportionen wurden durch das 95%-Konfidenzintervall (95%-KI) dargestellt, um die Präzision der erhobenen Daten zu verdeutlichen. Stellenweise sind p-Werte angegeben, welche bei ‹0,05 als signifikant gewertet werden. Das Alter ist jeweils als Mittelwert ± Standardabweichung angegeben [5].

Ergebnisse

In den vier untersuchten Monaten kam es zu einer breiten Anwendung von Fentanyl. Die ➤ Abb. 2 zeigt die in den Protokollen dokumentierten Arbeitsdiagnosen, bei denen Fentanyl zur Anwendung kam.

Effektivität

Das durchschnittliche Patientenalter betrug 58,57 Jahre (18–96 Jahre). Bei den 82 durchgeführten Analgesien wurde im Median insgesamt 0,1 mg (0,05–0,3 mg) Fentanyl verabreicht. **Dadurch konnte eine Schmerzreduktion von initial NRS 8 (6–10) auf NRS 3 (0–7) bei der Übergabe erzielt werden.** Die erzielte Reduktion der NRS-Werte war mit einem p-Wert von 0,037 statistisch signifikant. **In allen Fällen zeigte sich eine Schmerzreduktion, von welchen in 57% (n = 47) ein NRS-Wert bei der Übergabe ≤ 3 erzielt und somit eine akzeptable Schmerzsituation erreicht werden konnte** [1,6].

Zwar wird in der vorliegenden Untersuchung eine effektive Analgesie deutlich, jedoch hatten 43% (n = 35) der Patienten weiterhin einen NRS-Wert von › 3 bei der Übergabe in der Klinik.

In einer Untersuchung zur Oligoanalgesie bei Notarzteinsätzen auf einem Rettungshubschrauber in der Schweiz zeigte sich über einen Zeitraum von 10 Jahren ebenfalls bei 43% der Patient:innen ein NRS-Wert › 3 bei Eintreffen in der Notaufnahme. Als mögliche Ursachen vermuteten die Autoren eine Angst vor Nebenwirkungen oder eine Unter-

Abb. 1 Handlungsempfehlung 3.2 Starke Schmerzen (Seite 1) [3]
Um auf etwaige Nebenwirkungen sofort reagieren zu können, wurde die „Handlungsempfehlung 3.2 Starke Schmerzen" gleich bei Inkrafttreten um die Handlungsempfehlungen Antidot und Antiemetika ergänzt.

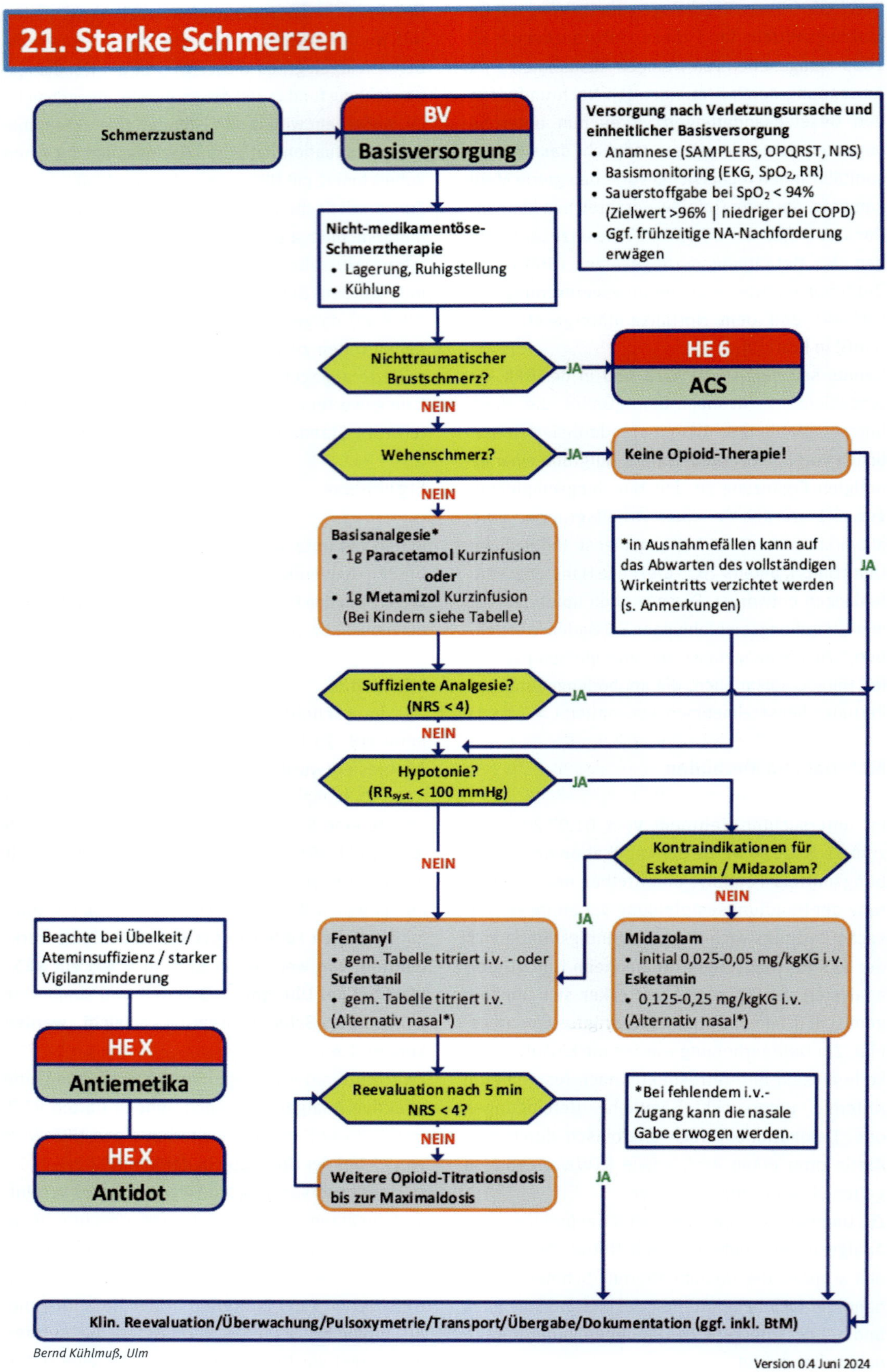

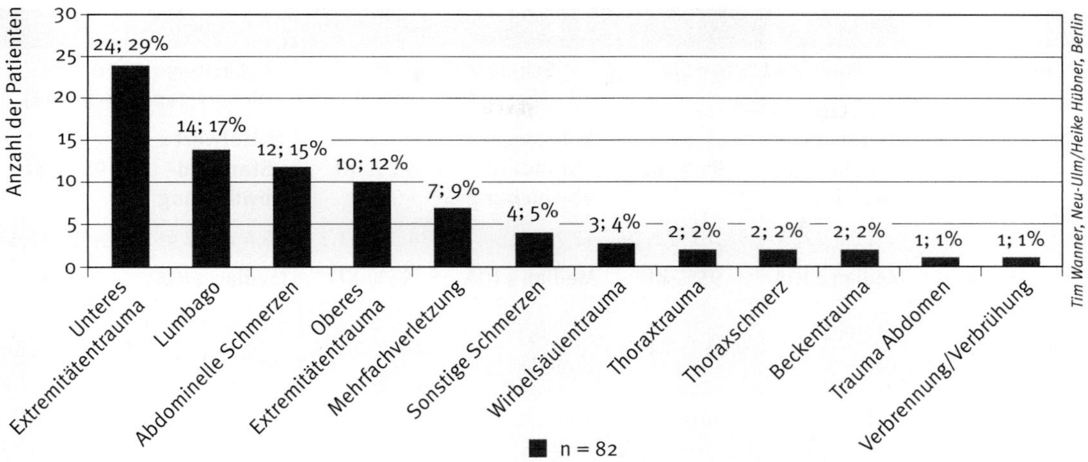

Abb. 2 Arbeitsdiagnosen bei der Fentanylgabe

schätzung der benötigten Analgetikadosis bei starken Schmerzen durch das behandelnde Personal. [7]

In ➤ Tab. 1 wurden die Fentanylgaben zur Veranschaulichung der Anwendungsgebiete des Analgetikums und zum Vergleich in spezifischen Einsatzsituationen in drei weitere Kategorien unterteilt.

Hierbei zeigte sich, dass bei traumatischen Schmerzen mit 64 % (n = 32) am häufigsten ein NRS-Wert ≤ 3 erreicht werden konnte.

Bei den 14 beschriebenen Fällen mit thorakalen oder abdominellen Schmerzen konnte bei der Übergabe im Median ein NRS mit 4,5 (0–7) erzielt werden, da hier nur in 43 % (n = 6) der Fälle ein NRS-Wert ≤ 3 erreicht wurde.

Bei Lumbago und den sonstigen Schmerzen zeigte sich ein medianer NRS von 3,5 (0–6) bei der Übergabe. Bei diesen Schmerzen konnte ein NRS-Wert ≤ 3 bei 50 % (n = 9) der Patient:innen erreicht werden.

Eine dänische Studie zur Fentanylgabe durch Rettungswagen-Personal in Dänemark zeigte, dass bei einer Dosierung von 3 Mikrogramm pro Kilogramm Körpergewicht (µg / kg KG) ein NRS-Wert von ≤ 3 in 44,0 % der Fälle erreicht wurde (NRS ≤ 3 bei 44,0 % vs. NRS ≤ 3 bei 57 %) [8].

Sicherheit

Bei den 82 Fentanylgaben konnten im Median keine signifikanten Veränderungen der untersuchten Vitalparameter bei dem Übergabebefund festgestellt werden (➤ Tab. 2). Vier der fünf analysierten Parameter wiesen einen leichten Rückgang auf.

Wie in ➤ Tab. 3 zu sehen ist, zeigte die detaillierte Analyse der Protokolle und Freitextfelder einige Auffälligkeiten auf.

12 % (n = 10) der Patient:innen klagten nach der Fentanylgabe über Übelkeit. Acht von ihnen erhielten Antiemetika, in zwei Fällen waren nicht medikamentöse Maßnahmen wie Akupressur oder Aromatherapie mit Isopropylalkohol-Dämpfen ausreichend. Insgesamt erhielten 43 % der Patient:innen (n = 35) eine Antiemetikatherapie.

Vergleicht man die Häufigkeit des Auftretens der Nebenwirkung Übelkeit und Erbrechen mit einer Studie von Friesgaard et al. (2016), so stellt man fest, dass diese Nebenwirkung nach der Fentanylgabe dort nur bei 3,7 % (n = 86) der 2348 Patient:innen auftrat [9]. Deswegen ist es denkbar, dass Antiemetika teilweise prophylaktisch verabreicht wurden – möglicherweise vor Auftreten entsprechender Symptome.

Eine Bradypnoe mit einer Atemfrequenz von 6 / Minute wurde in einem Fall dokumentiert. In diesem Einsatzprotokoll fanden sich jedoch keine dokumentierten Maßnahmen wie Kommandoatmung, Beatmung, Naloxongabe oder Sauerstoffgabe. Bei der Übergabe wurden in dem Protokoll jedoch mit einer normofrequenten Atmung keine länger anhaltenden Nebenwirkungen beschrieben.

Nach 6 % (n = 5) der Fentanylgaben kam es zu einer Sauerstoffsättigung im Blut (SpO_2) von ‹ 90 %, woraufhin 13 Sauerstoffgaben in den Einsatzprotokollen vermerkt wurden. Verglichen mit einer Studie aus 2017 mit 53 Fentanylgaben durch Notfallsanitäter und Rettungsassistenten traten keine Sauerstoffsättigungen ‹ 95 % oder

Tab. 1 Vergleich bei der Fentanylgabe

	Alle 100 % (n = 82)		Trauma 61 % (n = 50)		Schmerz Abdomen + Thorax 17 % (n = 14)		Lumbago + sonstige Schmerzen 22 % (n = 18)	
	Mittelwert ± Standard-abweichung	**95 %-KI**	**Mittelwert ± Standardab-weichung**	**95 %-KI**	**Mittelwert ± Standard-abweichung**	**95 %-KI**	**Mittelwert ± Standard-abweichung**	**95 %-KI**
Alter	58,57 ± 22,23	53,76–63,38	64,96 ± 22,50	58,73–71,19	42,71 ± 16,03	34,32–51,1	54,44 ± 17,45	46,38–62,5
	Median ± IQA	**95%-KI**	**Median ± IQA**	**95%-KI**	**Median ± IQA**	**95%-KI**	**Median ± IQA**	**95%-KI**
Fentanyl-dosierung (mg)	0,1 (0,05–0,15)	0,088–0,112	0,1 (0,05–0,15)	0,087–0,113	0,1 (0,0625–0,1)	0,072–0,128	0,1 (0,05–0,15)	0,066–0,134
NRS initial	8 (8–10)	7,74–8,26	8 (7–9)	7,68–8,32	10 (8,25–10)	9,38–10,62	9 (8–10)	8,60–9,40
NRS Übergabe	3 (2–4)	2,66–3,34	3 (2–4)	2,60–3,40	4,5 (3–5)	3,56–5,44	3,5 (2–5)	2,76–4,24
	n	**%**	**n**	**%**	**n**	**%**	**n**	**%**
NRS ≤3	47	57	32	64 %	6	43 %	9	50 %
NRS-Reduktion >2	76	93 %	45	90 %	13	93 %	18	100 %
Gabe von Antiemetika	35	43 %	28	56 %	3	21 %	4	22 %

IQA „Interquartilsabstand“, **95%-KI** „95 % Konfidenzintervall“, **NRS** „numerische Rating-Skala“

Atemdepressionen auf. In dieser Untersuchung wurde jedoch 70 % der Patient:innen (n = 54) prophylaktisch Sauerstoff verabreicht [10]. In der dänischen Studie aus dem Jahr 2019, in der zwei unterschiedliche Fentanyldosierungen verglichen wurden, lag die Häufigkeit einer Atemfrequenz < 10 / min bei 0,3 % (2 µg/kg KG) bzw. 0,4 % (3 µg/kg KG). Eine SpO_2 < 90 % trat in 21,1 % bzw. 22,7 % der Fälle auf [8].

Bei 5 % der Patient:innen (n = 4) wurde eine Herzfrequenz von < 60 / min dokumentiert, von welchen 4 % (n = 3) bis zur Übergabe in der Klinik anhielten. Jedoch kam es in nur einem dieser Fälle direkt nach der Fentanylgabe zu einer Bradykardie mit einer Herzfrequenz von 51 / min. Diese Bradykardie ohne Hypotonie hielt bis zur Übergabe in der Klinik an.

Zu Nebenwirkungen oder Komplikationen bezüglich des Blutdrucks oder des Bewusstseinszustands, gemessen am GCS, kam es in der vorliegenden Untersuchung nicht.

Durch das Ausbleiben lebensbedrohlicher Situationen nach den 82 Fentanylgaben bestand keine Notwendigkeit für eine Beatmung oder die Gabe des Antidots Naloxon.

Bei den Nebenwirkungen ist eine Diskrepanz festzustellen, denn in der vorliegenden Untersuchung kam es häufiger im Vergleich zu anderen Studien zu der Nebenwirkung Übelkeit und Erbrechen. Je nach Studie traten im Vergleich dazu weniger, aber auch mehr Komplikationen betreffend der Sauerstoffsättigung auf.

Die Ergebnisse zeigen jedoch, dass **Notfallsanitäter:innen adäquat auf Nebenwirkungen reagierten und nur zwei Patient:innen anhaltende Nebenwirkungen bei der Übergabe in der Klinik aufwiesen.**

Fazit

Bereits 2017 konnte in einer deutschen Studie gezeigt werden, dass Opioide wie Fentanyl oder Morphin bei angepasster Dosierung sicher und effektiv durch entsprechend ausgebildete Notfallsanitäter:innen bzw. Rettungsassistent:innen angewendet werden können [10]. Die quantitativen Ergebnisse der vorliegenden Arbeit bestätigen die Effektivität und Sicherheit der Applikation von Fentanyl zur Analgesie durch Notfallsanitäter:innen im Rahmen der Vorabdelegation.

Tab. 2 Vergleich von Initial- und Übergabebefunden

Analgesien (n = 82)	Initialbefund		Übergabebefund		
	Median ± IQA	95%-KI	Median ± IQA	95%-KI	p-Werte
Schmerzen (NRS, n=82)	8 (8–10)	7,74–8,26	3 (2–4)	2,66–3,34	0,037
Herzfrequenz (/min)	80 (72,25–91)	76,56–83,44	77,5 (70–89)	74,7–80,3	‹0,0001
Atemfrequenz (/min)	16 (14–18)	15,3–16,7	14 (14–16)	13,55–14,45	0,009
SpO_2 (%)	97 (96–98)	96,995–97,005	96 (95–98)	95,995–96,005	‹0,0001
Systolischer Blutdruck (mmHg)	145 (130–160)	140,32–149,68	140 (130–154,25)	135,85–144,15	‹0,0001
GCS	15 (15–15)	14,976–15,024	15 (15–15)	15–15	n.a.

NRS „numerische Rating-Skala", **GCS** „Glasgow Coma Scale", **IQA** „Interquartilsabstand", **95%-KI** „95% Konfidenzintervall", **n.a.** „nicht anwendbar"

Ergänzend zur Datenanalyse wurden qualitative Interviews durchgeführt, die offene Fragen aus der Protokollauswertung klären und die Perspektive der Notfallsanitäter:innen einbeziehen konnten. So stellte sich in den Gesprächen heraus, dass die Notfallsanitäter:innen die Vorabdelegation von Fentanyl begrüßen und sie im Arbeitsalltag eine effektive Analgesie mit dem hochwirksamen Betäubungsmittel durchführen können. Gleichzeitig wurde der Wunsch nach zusätzlichen Fortbildungen geäußert – insbesondere zu alternativen Applikationswegen sowie zur Analgesie bei pädiatrischen Patient:innen.

Die wissenschaftliche Hypothese, dass Notfallsanitäter:innen eine effektive und sichere Analgesie mit dem Betäubungsmittel Fentanyl durchführen können, wurde durch die Ergebnisse der vorliegenden Arbeit bestätigt.

Der kurze Untersuchungszeitraum und die somit geringe Fallzahl von 82 Fentanylgaben schränkt die Generalisierbarkeit der Ergebnisse ein. Zudem stellt der NRS-Wert einen subjektiven Parameter dar, der von zahlreichen Faktoren beeinflusst wird und bei alleiniger Betrachtung die Bewertung der Effektivität verfälschen kann. Weitere Limitationen bestehen in der mangelnden Datengrundlage zur An-

Tab. 3 Komplikationen und Maßnahmen nach der Gabe von Fentanyl

	Komplikationen nach der Gabe von Fentanyl		Anhaltende Komplikationen bei Übergabe der Patienten	
	Anzahl der Komplikationen	% Anzahl der Patienten	Anzahl der Komplikationen	% Anzahl der Patienten
Atemfrequenz ‹ 10/min	1	1 %	0	0 %
SpO_2 ‹90%	5	6 %	1	1 %
Herzfrequenz ‹ 60/min	1	1 %	1	1 %
Systolischer Blutdruck ‹ 100 mmHg	0	0 %	0	0 %
GCS ‹ 14	0	0 %	0	0 %
Übelkeit/Erbrechen	10	12 %	0	0 %

	Maßnahmen	
	Anzahl der Maßnahmen	% Anzahl der Patienten
Kommandoatmung	2	2 %
Gabe von Sauerstoff	13	16 %
Beatmung	0	0 %
Gabe von Naloxon	0	0 %
Gabe von Antiemetika	35	43 %

SpO_2 „Sauerstoffsättigung im Blut", **GCS** „Glasgow Coma Scale"

wendung bei Kindern sowie in der Möglichkeit automatischer Fehlübertragungen von Vitalparametern des apparativen Monitorings in das Protokoll.

Weitere Untersuchungen über einen längeren Zeitraum sind notwendig. Dadurch kann auch in Zukunft an wichtigen Themen wie der Analgesie durch Notfallsanitäter:innen im Rettungsdienst geforscht und die präklinische Analgesie optimiert werden.

Eine flächendeckende Vorabdelegation durch die ärztlichen Verantwortlichen des Rettungsdienstes in Baden-Württemberg stellt einen entscheidenden Schritt für die schnelle und effektive Therapie von Schmerzzuständen zum Wohle der Patient:innen dar.

Quellen:

[1] Deutsche Gesellschaft für Anästhesiologie und Intensivmedizin e.V. S3-Leitlinie Behandlung akuter perioperativer und posttraumatischer Schmerzen (AWMF Registernummer 001-025), Version 4.1_2021 (01.09.2021). (2021). https://register.awmf.org/de/leitlinien/detail/001-025 (letzter Abruf: 07.08.2025)

[2] Ausschuss für Gesundheit Deutscher Bundestag, Ausschussdrucksache 20(14)117.1neu, Änderungsantrag 9, S. 13 ff. (2023). https://www.bundestag.de/resource/blob/994866/e8876eda0f515f35b29e644f7914d5f9/075-Anlagen.pdf (letzter Abruf: 07.08.2025)

[3] Handlungsempfehlung 3.2 der im bodengebundenen Rettungsdienst in Baden-Württemberg tätigen Hilfsorganisationen (ASB, DRK, Johanniter, Malteser) (2024).

[4] Maier, C., Nestler, N., Richter, H.et al. (2010). The Quality of Pain Management in German Hospitals. Deutsches Ärzteblatt International. https://doi.org/10.3238/arztebl.2010.0607 (letzter Abruf: 23.08.2025)

[5] Ritschl, V., Neururer, S., Weigl, R., Stamm, T. (2023). Auswertung quantitativer Daten. In Ritschl V., Weigl, R., Stamm, T. (Hrsg.), Wissenschaftliches Arbeiten und Schreiben: Verstehen, Anwenden, Nutzen für die Praxis (S. 215–219). Springer Berlin Heidelberg.

[6] Moore, R. A., Straube, S., Aldington, D. (2013). Pain measures and cut-offs – 'no worse than mild pain' as a simple, universal outcome. Anaesthesia, 68(4), 400–412. https://doi.org/10.1111/anae.12148 (letzter Abruf: 23.08.2025)

[7] Albrecht, E., Taffe, P., Yersin, B. et al. (2013). Undertreatment of acute pain (oligoanalgesia) and medical practice variation in prehospital analgesia of adult trauma patients: A 10 yr retrospective study. British Journal of Anaesthesia, 110(1), 96–106. https://doi.org/10.1093/bja/aes355 (letzter Abruf: 23.08.2025)

[8] Friesgaard, K. D., Kirkegaard, H., Rasmussen, C.-H. et al. (2019). Prehospital intravenous fentanyl administered by ambulance personnel: A cluster-randomised comparison of two treatment protocols. Scandinavian Journal of Trauma, Resuscitation and Emergency Medicine, 27(1), 11. https://doi.org/10.1186/s13049-019-0588-4 (letzter Abruf: 23.08.2025)

[9] Friesgaard, K. D., Nikolajsen, L., Giebner, M. et al. (2016). Efficacy and safety of intravenous fentanyl administered by ambulance personnel. Acta Anaesthesiologica Scandinavica, 60(4), 537–543. https://doi.org/10.1111/aas.12662 (letzter Abruf: 23.08.2025)

[10] Scharonow, M., Alberding, T., Oltmanns, W., & Weilbach, C. (2017). Project for the introduction of prehospital analgesia with fentanyl and morphine administered by specially trained paramedics in a rural service area in Germany. Journal of Pain Research, Volume 10, 2595–2599. https://doi.org/10.2147/JPR.S151077 (letzter Abruf: 23.08.2025)

Die Autoren

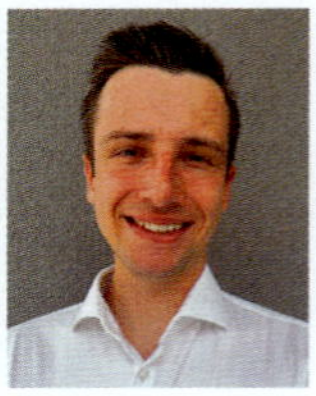

Tim Wanner, Notfallsanitäter bei der DRK Rettungsdienst Heidenheim-Ulm gGmbH. Student im Studiengang B.Sc. Medizintechnische Wissenschaften, Studienrichtung Rettungswissenschaften an der Dualen Hochschule Baden-Württemberg Heidenheim. ERC-ALS, ERC-EPALS und ITLS-Provider.

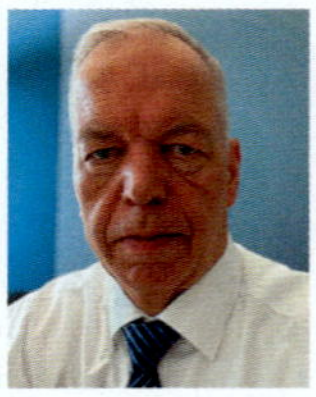

Prof. Dr. med. Bernd Kühlmuß, Facharzt für Innere Medizin und interventioneller Kardiologe. Derzeit tätig als Professor für Gesundheitswissenschaften an der Dualen Hochschule Baden-Württemberg und als ärztlicher Leiter des DRK Rettungsdienstes Ulm.

Interessenskonflikt: Die Autoren geben an, dass kein Interessenskonflikt besteht.

Momentaufnahme

Eingereicht von Tobias Fleschhutz, Germeringen

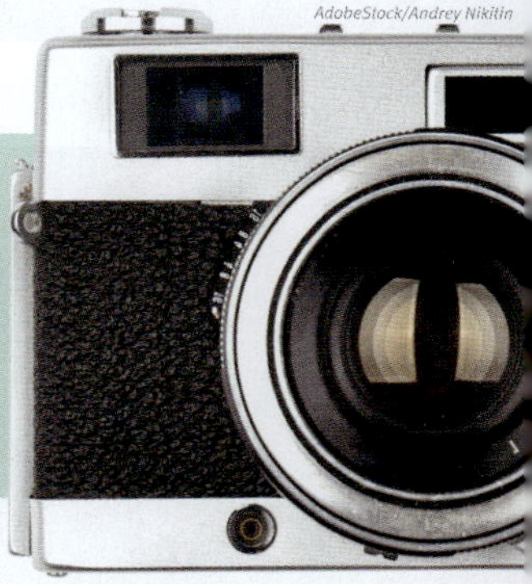

AdobeStock/Andrey Nikitin

Ein Bild sagt mehr als tausend Worte. Deshalb zeigen wir in jeder Ausgabe der *Elsevier Emergency* eine „Momentaufnahme" aus Ihrem Rettungsdienstalltag. Als Leser:in von *Elsevier Emergency* sind Sie herzlich dazu eingeladen, uns Ihren persönlichen Fotomoment aus dem Rettungsdienst zukommen zu lassen. Senden Sie Ihr Foto gemeinsam mit einer Beschreibung oder einer kurzen Entstehungsgeschichte per E-Mail an rettungsdienst@elsevier.com.

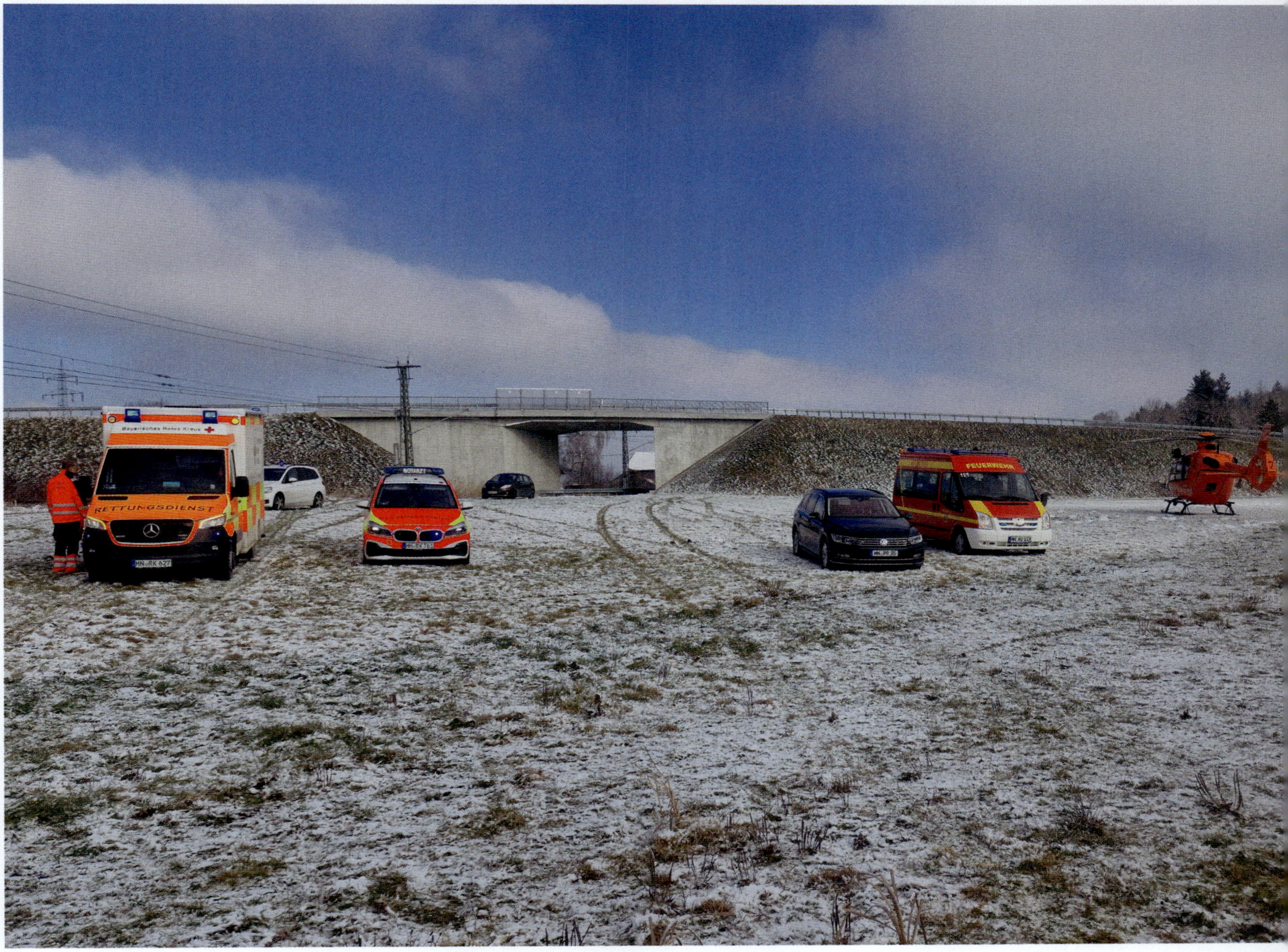

Februar 2023 im Landkreis Unterallgäu (Bayern): Ein 36-jähriger Mann wurde bei Baumaßnahmen von Erdmassen verschüttet. Trotz eines Großaufgebots von Feuerwehr und Rettung und schnellen Rettungsmaßnahmen kam leider jede Hilfe zu spät.

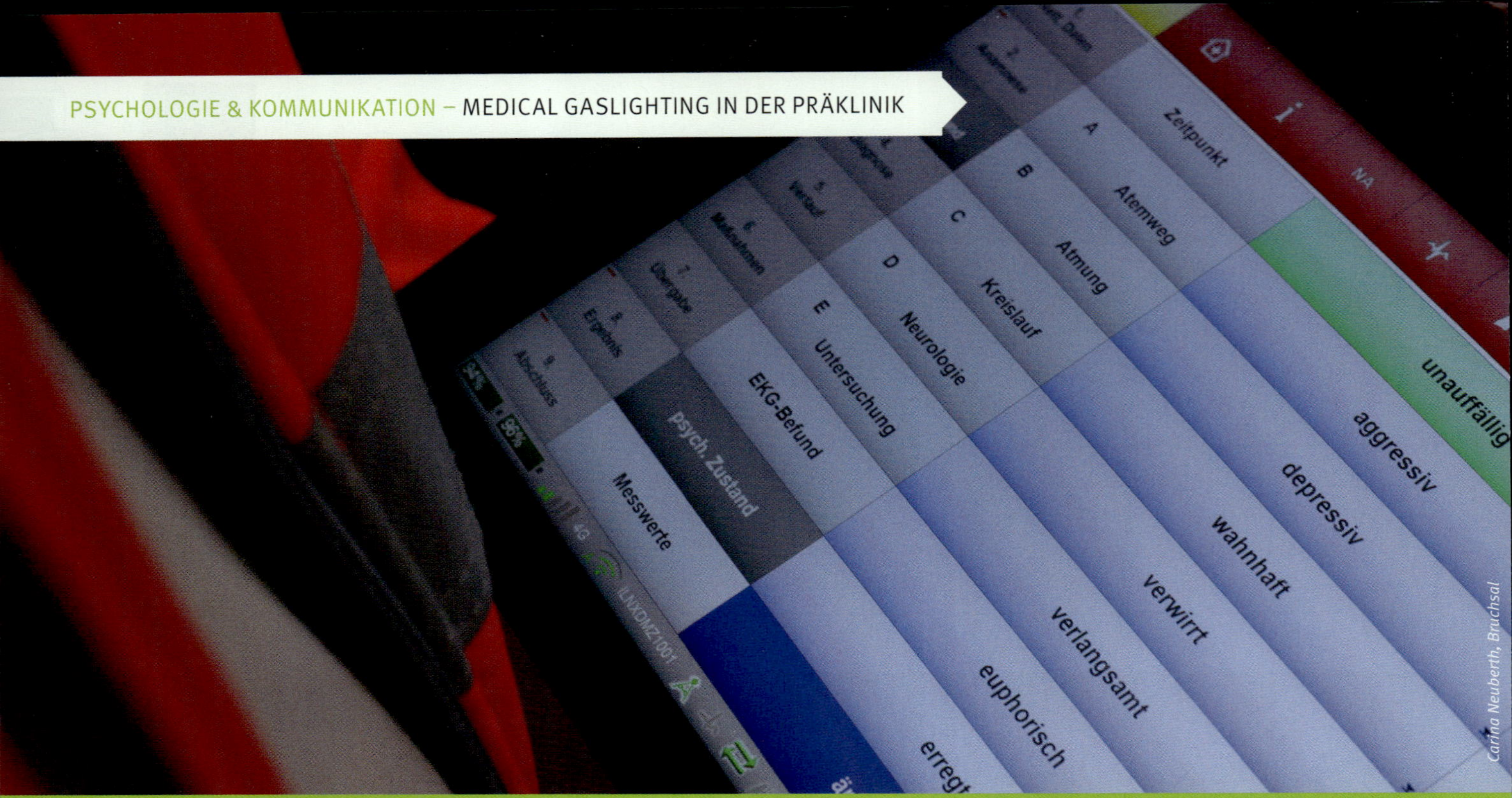

Carina Neuberth, Bruchsal

Zwischen Routine und Vorurteil: Medical Gaslighting in der Präklinik

Schlüsselwörter:
Medical Gaslighting
Präklinik
Cognitive Bias
Patientensicherheit
Numerische Rating-Skala

Zusammenfassung: *Medical Gaslighting beschreibt die Abwertung oder Ignoranz von Patientenbeschwerden und kann zu fehlerhaften Diagnosen, fehlender Therapie und Vertrauensverlust führen. Um die Relevanz dieses Phänomens in der Präklinik zu untersuchen, wurden zwei Online-Befragungen durchgeführt: eine unter Rettungsfachpersonal und eine unter Patienten. Während in der allgemeinen medizinischen Versorgung ein Großteil der befragten Patienten über negative Erfahrungen berichtete, schnitt die Behandlung durch den Rettungsdienst besser ab. Auf der Fachseite wird die Relevanz des Themas anerkannt, die Häufigkeit und Schwere jedoch oft unterschätzt.*

Einsatzszenario

Ein Rettungstransportwagen, besetzt mit einer Notfallsanitäterin und einer Auszubildenden zur Notfallsanitäterin im dritten Ausbildungsjahr, wurde in einer Novembernacht gegen 0:55 Uhr zu einer 23-jährigen Patientin alarmiert. Diese klagte seit einem Auffahrunfall am Vormittag über persistierende abdominelle Schmerzen. Sie sei an einer roten Ampel auf das dort vor ihr wartende Fahrzeug aufgefahren. Eine eigenständige Einnahme von Butylscopolamin und Ibuprofen hatte keine Besserung erzielt, weshalb nun der Rettungsdienst alarmiert wurde. Die Patientin öffnete die Wohnungstür selbstständig. Nach einem orientierenden cABC-Check durch die Auszubildende wurde die Patientin als unkritisch eingestuft. Ein Body-Check in sitzender Position sowie eine abdominelle Untersuchung ergaben keine Prellmarken oder Abwehrspannungen. Die Patientin gab ihre Schmerzen mit 7/10 auf der Numerischen Rating-Skala (NRS) an, eine Analgesie wurde jedoch nicht angeboten. Die Notfallsanitäterin wiederholte die Untersuchung des Abdomens im Liegen, ohne dass sich neue Befunde ergaben. Während der Kontrolle der Dokumentation stellte die Notfallsanitäterin fest, dass die Auszubildende den NRS fälschlicherweise mit 2/10 angegeben hatte (> Abb. 1).

- Atemfrequenz (AF) 14
- SpO_2 (unter Raumluft) 98 %
- Puls 89/min
- NIBP (nicht-invasive Blutdruckmessung) 138/91 mmHg
- Temperatur (aurikular gemessen) 36,1 °C

Medical Gaslighting im Fokus

Durch die zunehmende Professionalisierung präklinischer Berufsgruppen gewinnen soziologische Faktoren eine zunehmende Relevanz für den Einsatzerfolg.

Der Begriff Medical Gaslighting beschreibt eine Manipulationsform, bei der eine Abwertung oder Ignoranz der geschilderten Symptome oder auch der eigenen Wahrnehmung, basierend auf sozialen Kategorisierungen, stattfindet. Dieser Prozess resultiert oft in fehlerhaften Diagnosen, dem Ausbleiben einer indizierten Therapie und weiteren psychosozialen Konsequenzen wie Verwirrung, Vulnerabilität, vermindertem Selbstvertrauen oder auch einer medizinischen posttraumatischen Belastungsstörung, die über die ursprüngliche Erkrankung hinaus auftreten.

Das Phänomen ist nicht neu: Bereits in den 1960er-Jahren traten bei der schwer diagnostizierbaren Erkrankung Multiple Sklerose Fälle auf, in denen Beschwerden der Patienten keinem klaren Krankheitsbild zugeordnet werden konnten und als „Hysterie" betitelt wurden [1].

Abgrenzung zu anderen Begriffen

Im Einsatz treten oft mehrere kognitive Verzerrungen gleichzeitig auf, die Fehlbehandlungen begünstigen können. Unter Umständen kann eine Differenzierung der einzelnen Phänomene durch die Dynamik erschwert sein.

Der Ankereffekt beschreibt die Tendenz, sich bei der Beurteilung einer Situation stark an die erste Information, den Anker, zu halten. Im Rettungsdienst kann dies das Einsatzstichwort der Leitstelle sein, welches bei der Alarmierung übermittelt wurde. Die Gefahr besteht darin, sich von dem Anker leiten zu lassen und so das Auftreten von Fixierungsfehlern zu begünstigen [2].

Die Bestätigungsverzerrung beschreibt die Neigung, gezielt nach Informationen zu suchen, um eine bereits vorher aufgestellte Hypothese zu stützen, wobei widersprüchliche Daten ausgeblendet werden. Beispielhaft ist hierfür die Vorstellung eines Angstpatienten, bei dem direkt schon vor Betreten der Wohnung von einer erneuten Panikattacke ausgegangen wird. Die Anamnese und die Untersuchungen laufen auf einem spärlichen Minimum. Das 12-Kanal-EKG ist unauffällig. Symptome wie Angst und Hyperventilation stützen die These. Hinweise auf ein rupturiertes Aortenaneurysma werden übersehen. Der Patient wird ohne differenzierte Anamnese zu Hause gelassen [3].

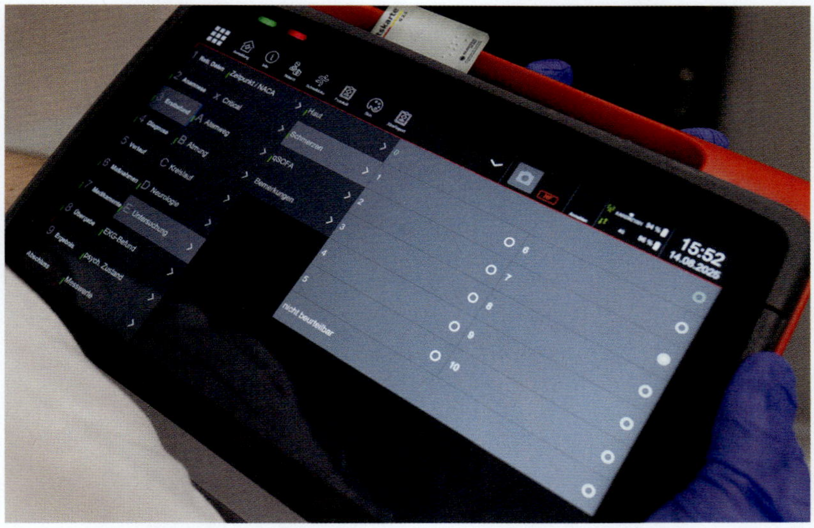

Carina Neuberth, Bruchsal

Abb. 1 Dokumentation der Numerischen Rating-Skala

Risikofaktoren

Mehrere Faktoren erhöhen die Wahrscheinlichkeit, dass Patienten von Medical Gaslighting betroffen sein können. Sie wirken häufig in Kombination und können sich auch gegenseitig verstärken. Auffällige oder sozial benachteiligte Menschen laufen Gefahr, dass ihre Beschwerden bagatellisiert werden. Wiederholte Einsätze wegen ähnlicher Symptome können zu einer vorschnellen psychologischen Zuschreibung führen, wodurch ernsthafte Erkrankungen übersehen werden. Geschlechtsspezifische Vorurteile (Gender Bias) können dazu füh-

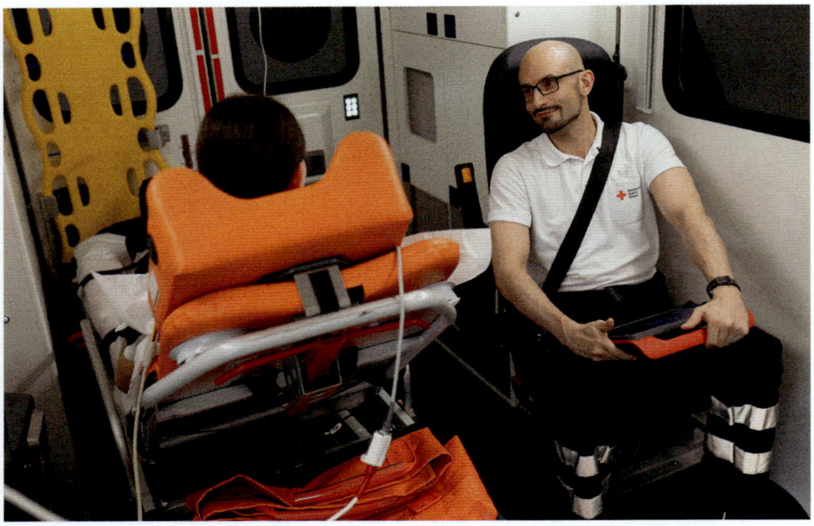

Carina Neuberth, Bruchsal

Abb. 2 Eine professionelle Anamnese samt gründlicher Dokumentation schützt beide Seiten vor Medical Gaslighting.

ren, dass Symptome unterschiedlich bewertet oder möglicherweise abgewertet werden. Patienten, denen Übertreibung oder Simulation unterstellt wird, sind einem erhöhten Risiko für Fehlbehandlungen oder verzögerte Diagnosen ausgesetzt. Auch chronische Erkrankungen können die Wahrscheinlichkeit erhöhen, dass Medical Gaslighting auftritt. Darüber hinaus sind Patienten mit Erkrankungen, für die es kaum oder nur unzureichend objektive Messmethoden gibt, wie es beispielsweise bei Long Covid der Fall ist, besonders gefährdet.

Risikofaktoren

- Bagatellisierung durch äußeres Erscheinungsbild
- Psychologisierung ohne Grundlage
- Abwertung aufgrund des Geschlechts
- Unterstellung von Simulation/Übertreibung
- Chronische Erkrankungen
- Erkrankungen, für die es kaum oder nur schlechte objektive Messmethoden gibt

Ergebnisse aus der Datenerhebung

Zur weiteren Untersuchung der präklinischen Relevanz von Medical Gaslighting wurden zwei Online-Umfragen durchgeführt, die sowohl die Perspektive von präklinisch tätigem Rettungsfachpersonal als auch die von Patienten erfassen (➤ Abb. 2). Die Umfrage wurde via Google Forms erstellt und über verschiedene Kanäle (u.a. via Influencer auf der Plattform Instagram) an die jeweiligen Zielgruppen herangetragen.

Ergebnisse der Befragung des präklinisch tätigen Rettungsfachpersonals

An der ersten Befragung nahmen 126 Fachpersonen teil, überwiegend Notfallsanitäter (n = 62) und Auszubildende Notfallsanitäter (n = 38). Die Mehrheit verfügte über mehr als zehn Jahre Berufserfahrung (n = 54) oder zwischen einem und fünf Jahren (n = 48).

Hinsichtlich des Bewusstseins für den Begriff Medical Gaslighting zeigt sich eine heterogene Verteilung: Rund 20 Personen (n = 50) gaben an, mit dem Begriff und seiner Bedeutung vertraut zu sein, 40 Befragte hatten zumindest davon gehört, während 34 den Begriff nicht kannten. Nur zwei Personen hatten sich intensiv mit der Thematik auseinandergesetzt. Im Rahmen der Ausbildung spielte das Thema bislang kaum eine Rolle: 92 Befragte berichteten, keinerlei Berührungspunkte damit gehabt zu haben. Besonders aufschlussreich waren die Angaben zur Dokumentation von Schmerzen mittels NRS. 78 Befragte räumten ein, schon einmal bewusst niedrigere Werte dokumentiert zu haben, als von den Patienten angegeben waren. 20 Personen gaben an, dies unbewusst getan zu haben. Nur 18 erklärten, dies nie getan zu haben. Dies weist auf eine relevante Diskrepanz zwischen der Selbsteinschätzung des medizinischen Personals und den subjektiven Angaben der Patienten hin. Ergänzend berichten zahlreiche Befragte, dass Kollegen regelmäßig Symptome oder Schmerzangaben von Patienten herunterspielen oder infrage stellen (n = 82). Die Bedeutung des Themas Medical Gaslighting wurde insgesamt als „hoch" eingestuft, auch wenn die individuelle Bewertung variierte.

Ergebnisse der Befragung der Patienten

Die zweite Befragung erfasste die Patientenperspektive und erreichte 287 Teilnehmende, überwiegend weiblich (n = 262). Die größte Altersgruppe stellten die 18–29-Jährigen dar (n = 172). Der Begriff Medical Gaslighting war 202 Personen bekannt, 63 hatten noch nie davon gehört und 22 waren sich unsicher. Die Umfrage war in zwei Abschnitte unterteilt: Der erste Abschnitt fragte die allgemeinen Erfahrungen im Gesundheitssystem ab, während der zweite Teil spezifisch auf die Erfahrung in der Präklinik abzielte.

Ein sehr großer Anteil berichtete von negativen Erfahrungen im Kontakt mit Ärzten oder Pflegepersonal: 246 Personen gaben an, ihre Beschwerden seien mehrfach heruntergespielt oder ignoriert worden. 30 Personen gaben an, dass es ihnen zumindest gelegentlich so gegangen sei. Lediglich sechs Befragte hatten dies nie erlebt. Besonders häufig wurde die Zuschreibung „nur psychisch“ genannt, die 230 Befragte schon erlebt hatten, obwohl die Symptome eindeutig körperlich empfunden wurden. Diese Erlebnisse hatten erhebliche Auswirkungen auf das Vertrauen in medizinisches Personal: 157 Befragte berichteten von einer starken Verschlechterung ihres Vertrauens, weitere 90 von einer leichten Verschlechterung. Nur 18 Personen gaben eine Verbesserung an, während 21 keine Veränderung berichteten. Das Bild aus dieser Erhebung verdeutlicht, dass Medical Gaslighting im allgemeinen Gesundheitswesen stark verbreitet wahrgenommen wird und das Arzt-Patienten-Verhältnis stark belastet.

Ein gesonderter Teil der Befragung richtete den Fokus auf die präklinische Notfallversorgung. Hier zeichnete sich ein deutlich differenziertes Bild ab: Zwar berichteten auch hier einige Patienten, dass ihre Beschwerden nicht ernst genommen oder heruntergespielt wurden (n = 86), jedoch deutlich seltener als im klinischen Umfeld (n = 276). Eine nennenswerte Patientengruppe (n = 86) schilderte, dass ihre Symptome durch den Rettungsdienst explizit als psychisch eingeordnet wurden. Ein relevanter Teil der Befragten bewertete die Betreuung durch das Rettungsfachpersonal neutral bis positiv (n = 197). In mehreren Rückmeldungen wurde hervorgehoben, dass die präklinische Versorgung als offener und weniger stigmatisierend erlebt wurde als die anderweitigen Kontakte im Krankenhaus oder in Arztpraxen. Dennoch dürfen die negativen Erfahrungen nicht unterschätzt werden. Besonders gravierend war, dass 151 Personen erklärten, aufgrund solcher Erlebnisse bereits gezögert zu haben, den Rettungsdienst zu rufen, obwohl akute Beschwerden bestanden.

Insgesamt äußerten 99 Teilnehmende Vorschläge zur Verbesserung des Vertrauensverhältnisses. Am häufigsten wurde der Wunsch nach ernsthaftem Zuhören und Wahrnehmen der Beschwerden genannt (n = 53). Daneben wurde mehrfach gefordert, psychologische Zuschreibungen erst nach sorgfältigem Ausschluss von körperlichen Ursachen vorzunehmen. Auch Schulung und Fortbildung des Personals (n = 16) sowie mehr Zeit für die Patienten (n = 14) wurden häufig genannt.

Bewertung der Ergebnisse

Die Ergebnisse machen deutlich, dass Medical Gaslighting sowohl von Patienten als auch von Rettungsfachpersonal als reales Phänomen wahrgenommen wird. Gleichzeitig zeigen sich deutliche Unterschiede zwischen der allgemeinen medizinischen Versorgung und der präklinischen Notfallmedizin. Auffällig ist, dass das Problem in Kliniken und Praxen von Patienten sehr viel häufiger wahrgenommen wird als in der Präklinik. Dennoch tritt Medical Gaslighting auch im Rettungsdienst auf, allerdings in deutlich abgeschwächter Form.

Die Arbeit weist zugleich klare Grenzen auf: Medical Gaslighting ist bislang wissenschaftlich nur unzureichend erforscht. Valide Definitionen und systematische Vergleichsdaten fehlen. Die hier vorgestellten Ergebnisse basieren auf freiwilligen Online-Befragungen mit einer stark limitierten Teilnehmerzahl. Verzerrungen durch Selbstauswahl sind daher wahrscheinlich, sodass die Resultate nicht repräsentativ für die Gesamtbevölkerung sind.

Potenzielle Einflussfaktoren

Eine naheliegende Erklärung für das unterschiedliche Abschneiden von allgemeiner medizinischer Versorgung und Rettungsdienst liegt in den strukturierten Arbeitsstandards der präklinischen Versorgung. Das Rettungsfachpersonal arbeitet nach etablierten Algorithmen wie dem cABCDE-Schema, wodurch Patienten unabhängig von Geschlecht, sozialem Hintergrund oder Vorerkrankungen zunächst nach denselben Kriterien untersucht werden. Diese Standardisierung reduziert das Risiko, dass subjektive Eindrücke oder Vorurteile zu stark in die Ersteinschätzung einfließen.

Darüber hinaus erfordert die präklinische Situation ein konsequent akutes Vorgehen: Symptome wie Atemnot, Schmerzen oder Bewusstseinsstörungen müssen behandelt werden, auch wenn die Ursache noch nicht ganz klar ist. In der Klinik hingegen kann, aufgrund des größeren Zeitrahmens und der diagnostischen Möglichkeiten, ein erhöhtes Risiko für vorschnelle Psychologisierung herrschen, wenn objektivierbare Befunde zunächst fehlen.

Ein weiterer Faktor könnte die Berufskultur im Rettungsdienst sein: kurze Patientenkontakte, Teamarbeit und die unmittelbare Verantwortung für Vitalfunktionen fokussieren stärker auf objektive

Parameter. Wiederkehrende Patienten, hohe Fallzahlen und Zeitdruck in Notaufnahmen/Ambulanzen sind innerklinisch begünstigende Faktoren für Medical Gaslighting.
Auch der Gender-Aspekt verdient Beachtung: Während die Fachbefragung überwiegend von Männern beantwortet wurde, dominierten in der Patientenbefragung Frauen. Die Diskrepanz legt nahe, dass insbesondere Patientinnen Medical Gaslighting als Problem erleben, während ein männlich dominierter Anteil an Fachpersonal die Häufigkeit und Schwere unterschätzt. Dieses Ungleichgewicht könnte erklären, warum die Relevanz des Themas zwar anerkannt wird, die tatsächliche Tragweite allerdings unterschätzt bleibt.

Analyse des Einsatzszenarios

Die dargestellten Ergebnisse liefern ein differenziertes Bild von Medical Gaslighting im Gesundheitswesen. Besonders deutlich wird die Problematik, wenn konkrete Einsatzsituationen betrachtet werden. Im Anschluss wird daher das eingangs beschriebene Einsatzszenario erneut aufgegriffen und systematisch analysiert, um typische Mechanismen und deren Auswirkungen zu verdeutlichen.

- Unangemessene Untersuchungstechnik: Die initiale abdominelle Untersuchung erfolgte bei der sitzenden Patientin. Dies entspricht nicht dem Standard, da eine Beurteilung des Abdomens regelhaft in Rückenlage erfolgen sollte, um die Bauchdecke zu entspannen und somit Abwehrspannung oder Druckschmerzhaftigkeit regelrecht erfassen zu können. Im vorliegenden Fall erfolgte die Untersuchung unter anderem aufgrund eines Ankereffektes (junge Patientin, lange zeitliche Karenz zwischen Unfall und Anruf, weiblich, selbst laufend) nicht gründlich genug.
- Diskrepanz zwischen Patientinnenangabe und Dokumentation: Die Patientin schilderte ihre Schmerzen mit 7/10 auf der NRS, dokumentiert wurden lediglich 2/10. Im Nachgang zeigte sich, dass die Auszubildende die subjektive Schmerzangabe der Patientin eigenständig neu bewertete und die dokumentierte Zahl an die eigene Einschätzung anpasste. Dieses Vorgehen illustriert, wie leicht die subjektive Wahrnehmung von Patienten durch das Fachpersonal infrage gestellt oder entwertet werden kann.
- Folgen für die Versorgung: Aufgrund dieser Neubewertung wurde keine Analgesie angeboten. Das Beispiel zeigt, wie schnell Patienten durch die Relativierung ihrer Angaben eine adäquate Behandlung verwehrt werden kann.
- Reflexion und Lernprozess: Der Fall wurde im Anschluss im Team reflektiert und Möglichkeiten erarbeitet, wie vergleichbare Situationen zukünftig lösungsorientiert abgearbeitet werden können. Die Nachbesprechung unterstreicht, dass solche Vorfälle häufig vorkommen und nicht allein auf individuelles Versagen, sondern auf strukturelle Muster zurückzuführen sind. Gerade deshalb bieten sie wertvolle Lernchancen, um die Diskrepanz zwischen Patientenwahrnehmung und medizinischer Einschätzung konstruktiv zu überbrücken.

Ansätze für die Praxis

Für die Praxis stellt sich die Frage, wie Risiken minimiert und Patienten zuverlässig validiert werden können.

Individuelle Ebene

Für jede Rettungsfachkraft gilt, sich konsequent an strukturierte Schemata wie das cABCDE-Schema zu halten und Untersuchungen regelgerecht durchzuführen. Subjektive Schmerzangaben sollten dokumentiert werden, wie sie genannt werden, nicht wie sie eingeschätzt werden. Erfahrungsgemäß kann eine offene Kommunikation der Diskrepanz zwischen Einschätzung des Fachpersonals und Angabe des Patienten helfen: Bei einer Aufklärung über die notwendigen Maßnahmen (Punktieren einer Vene mittels einer peripheren Venenverweilkanüle) und möglicher Nebenwirkungen (zum Beispiel Blutdruckabfall bei einer Metamizol-Gabe) verzichten viele Patienten dann doch auf eine Analgesie durch den Rettungsdienst (> Abb. 3). Allerdings wurde hier zu keinem Zeitpunkt die Wahrnehmung des Patienten in Frage gestellt. Ein bewusstes Hinterfragen eigener Vorannahmen kann helfen, kognitive Stolperfallen früh zu erkennen.

Teamebene

Bias kann leichter erkannt werden, wenn Einsätze gemeinsam reflektiert werden. Nachbesprechungen sollten genutzt werden, um kritisch zu hinterfragen, ob Symptome zu schnell psychologisiert oder Beschwerden bagatellisiert werden. Eine offene Feedbackkultur, in der alle am Einsatz beteiligten Personen unabhängig von ihrem Ausbildungsgrad Irrtümer ansprechen können, reduziert das Risiko für eine Fortschreibung falscher Annahmen.

Strukturelle Ebene

Auf Ausbildungsebene sollte Medical Gaslighting als fester Bestandteil in Curricula und Fortbildungen integriert werden. Fallvignetten, Simulationen und Schulungen zu kognitiven Verzerrungen und Kommunikation können für typische Risikosituationen sensibilisieren. Organisationen können darüber hinaus Strukturen schaffen, die eine Validierung von Patientenangaben fördert: etwa durch Checklisten oder klare Vorgaben im Umgang mit Schmerzangaben.

Fazit

Die Untersuchung zeigt, dass Medical Gaslighting sowohl im allgemeinen Gesundheitswesen als auch in der präklinischen Versorgung vorkommt, wenn auch in unterschiedlicher Ausprägung. Während Patienten in Kliniken und Praxen besonders häufig von Bagatellisierung und Psychologisierung berichten, scheint das Risiko in der Präklinik geringer, vor allem durch standardisierte Abläufe und den Fokus auf die aktuellen Symptome. Dennoch zeigen die Ergebnisse, dass auch im Rettungsdienst subjektive Angaben infrage gestellt und therapeutische Konsequenzen verzögert werden können.

Trotz dieser Einschränkungen machen die Befunde deutlich, dass Medical Gaslighting reale Folgen hat – bis hin zum Zögern, im Notfall Hilfe in Anspruch zu nehmen. Dabei ist zu berücksichtigen, dass das Phänomen bislang wissenschaftlich nur unzureichend erforscht ist und dass die hier vorgestellten Ergebnisse auf freiwilligen Online-Befragungen mit begrenzter Teilnahmezahl basieren. Die Daten sind daher als nicht repräsentativ zu werten, bieten jedoch eine wertvolle Grundlage für erste Einschätzungen. Die im Absatz „Ansätze für die Praxis“ beschriebenen Konzepte verdeutlichen dennoch, dass das Phänomen durch klare Standards, strukturiertes Arbeiten und eine bewusste Auseinandersetzung mit kognitiven Verzerrungen reduziert werden kann.

Niemand ist frei von Vorurteilen oder Wahrnehmungsfehlern. Entscheidend ist, ob diese im Handeln reflektiert und korrigiert werden. Dort, wo Patienten ernst genommen und ihre Angaben konsequent in eine Versorgung einbezogen werden, wächst Vertrauen – und mit ihm die Grundlage für eine sichere und effektive Notfallmedizin.

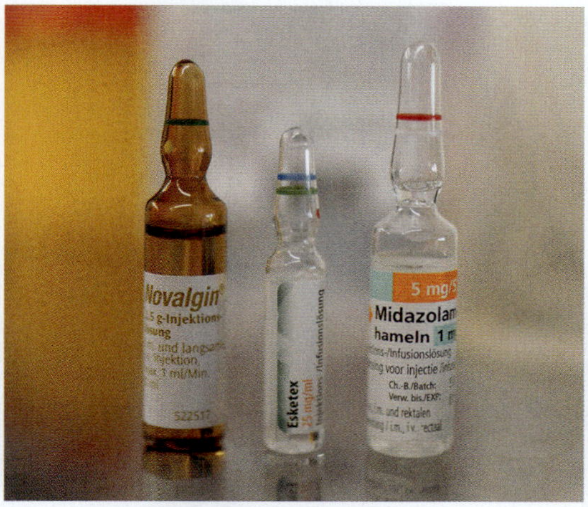

Carina Neuberth, Bruchsal

Abb. 3 Mögliche Medikamente zur Analgesie

Quellen:

[1] MEDFSmed. Medical Gaslighting. https://mecfsmed.de/mecfs/medical-gaslighting (letzter Abruf: 26.08.2025)

[2] Dorsch – Lexikon der Psychologie: Ankereffekt. https://dorsch.hogrefe.com/stichwort/ankereffekt (letzter Abruf: 26.08.2025)

[3] Dorsch – Lexikon der Psychologie. https://dorsch.hogrefe.com/stichwort/bestaetigungstendenz (letzter Abruf: 26.08.2025)

Die Autorin

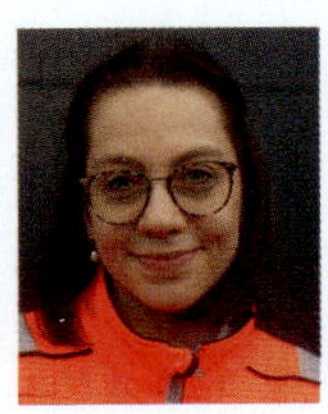

Carina Neuberth, Notfallsanitäterin und Study Nurse mit Vorausbildung zur Medizinischen Fachangestellten. Sie arbeitet im DRK Kreisverband Karlsruhe und ist zudem als Honorarkraft an der DRK-Landesschule Baden-Württemberg tätig.

Interessenskonflikt: Die Autorin gibt an, dass kein Interessenskonflikt besteht.

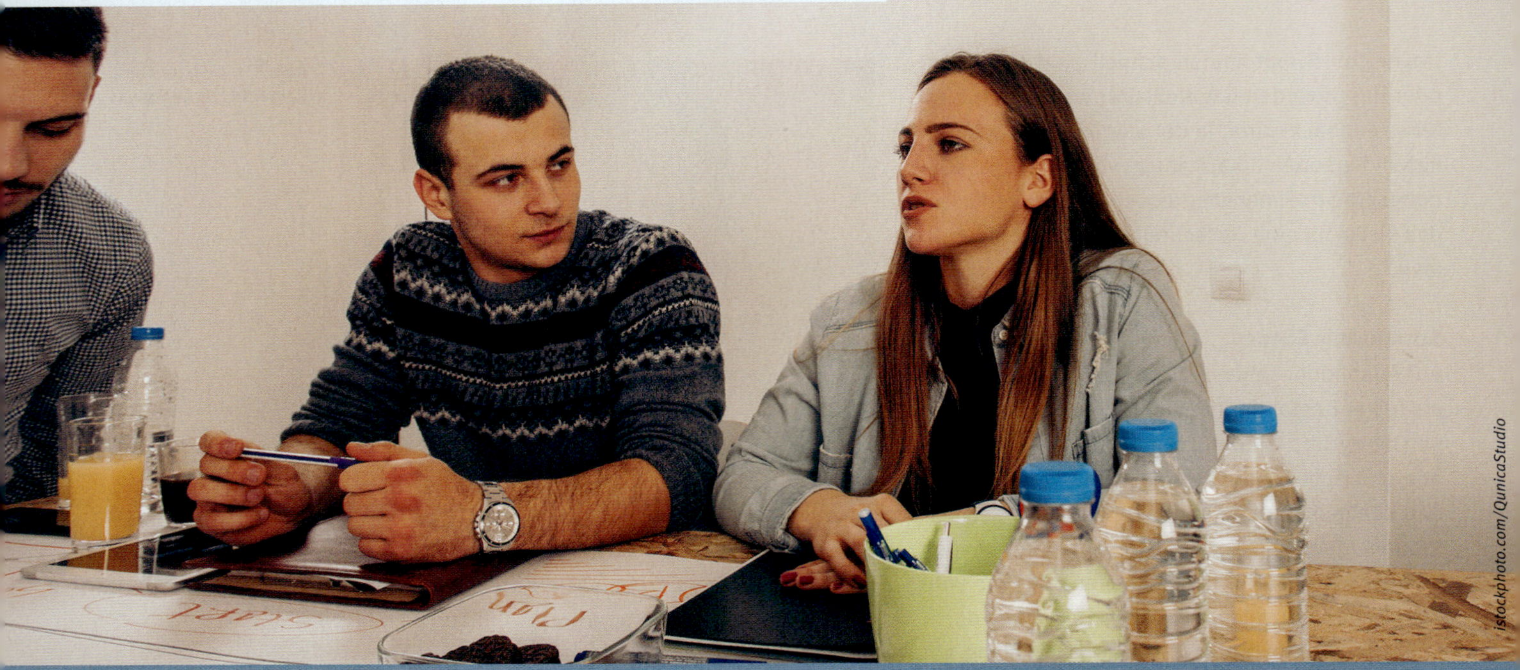

istockphoto.com/QunicaStudio

Nach dem Einsatz – wie Debriefings wirklich helfen können

Schlüsselwörter:
Debriefing
Standardisierte Einsatznachbesprechung
Critical Incident Stress Management (CISM)
Belastung

Zusammenfassung: *„Das hätten wir anders lösen können." Solche Gedanken tauchen oft erst auf, wenn der Einsatz vorbei ist – zwischen Tür und Angel, auf dem Rückweg zur Wache oder erst später im eigenen Kopf. Doch selten wird strukturiert und gemeinsam über Abläufe, Entscheidungen und Teamkommunikation gesprochen. Dabei bieten gerade komplexe oder besonders fordernde Einsätze wertvolle Chancen zur Weiterentwicklung. Ob fachlich, organisatorisch und im Zusammenspiel aller Beteiligten – Einsatznachbesprechungen, auch Debriefings genannt, sind ein effektives Mittel, um genau diese Aspekte zu beleuchten: Was lief gut? Wo gab es Probleme? Wie können wir aus dem Einsatz für die Zukunft lernen? Aber warum genau ist eine gute Nachbesprechung mehr als ein kurzes Gespräch in der Fahrzeughalle?*

Hintergrund und Problemstellung

Dass die präklinische Notfallmedizin sowohl physische als auch psychische Belastungen mit sich bringt, ist längst kein Geheimnis mehr. Bereits mit der Alarmierung setzt eine Stressreaktion ein, und Blaulichtfahrten erfordern höchste Konzentration. All das sind physiologische Prozesse, die für Einsatzkräfte zum Berufsalltag gehören.
Doch nicht jede Belastung lässt sich als „normal" verbuchen. Es gibt Einsätze, die besonders herausfordern. Etwa Kindernotfälle, Großschadenslagen oder außergewöhnliche Alarmierungsstichworte. Ebenso können vermeintlich „alltägliche" Einsätze

emotional nachwirken: frustrierende Versorgungslagen, unnötige Alarmierungen, Situationen der Ohnmacht oder gar Fehler und Missverständnisse im Team. Die Ursachen sind vielfältig – ihre Wirkung ebenso. Werden solche Erlebnisse nicht angemessen aufgearbeitet, können sie langfristige Folgen haben: von akuten Belastungsreaktionen über depressive Episoden bis hin zu posttraumatischen Belastungsstörungen (PTBS) [1]. Studien zeigen, dass international etwa 11 % der Einsatzkräfte unter einer PTBS leiden. In einer Umfrage des Robert-Koch-Instituts gaben 13,7 % des befragten Rettungspersonals an, im vergangenen Jahr eine depressive Phase erlebt zu haben [2]. An dieser Stelle setzt die strukturierte Einsatznachbesprechung – das Debriefing – an. Sie bietet eine Möglichkeit, besondere Einsätze gezielt zu reflektieren, Erfahrungen gemeinsam auszuwerten und so nicht nur mögliche psychische Folgeschäden zu minimieren, sondern vor allem auch die fachliche Qualität und Teamleistung langfristig zu verbessern und zu stärken (> Abb. 1).

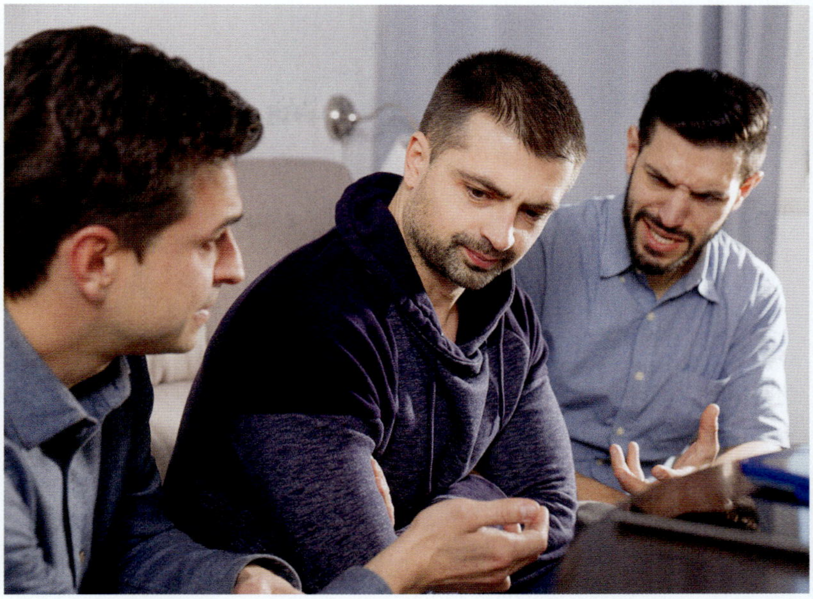
istockphoto.com/JackF

Abb. 1 Belastende Einsätze können mithilfe einer gemeinsamen Nachbesprechung besser verarbeitet werden.

„Debriefing"?!

Die strukturierte Nachbesprechung stellt ein wesentliches Instrument zur Verarbeitung belastender Einsätze dar. Sie dient der psychischen Entlastung der Einsatzkräfte, der Reflexion teamdynamischer Prozesse sowie der Optimierung organisatorischer Abläufe. Ziel ist es, das Erlebte konstruktiv aufzuarbeiten, daraus individuelle wie auch kollektive Lernerfahrungen zu generieren und somit zur kontinuierlichen Qualitätsverbesserung im Einsatzgeschehen beizutragen [3]. Im Kontext des Rettungsdienstes haben sich insbesondere zwei Formen etabliert: das Hot Debriefing sowie das Cold Debriefing (> Abb. 2).

Während das Hot Debriefing unmittelbar im Anschluss an ein Ereignis stattfindet und vornehmlich der emotionalen Entlastung, der kurzfristigen Klärung offener Fragen sowie einer ersten Reflexion dient, erfolgt das Cold Debriefing mit zeitlichem Abstand – meist Tage bis Wochen nach dem Ereignis. Es bietet Raum für eine vertiefte Analyse, die Identifikation von Verbesserungspotenzialen sowie eine strukturierte psychische Nachbearbeitung [4]. Ein übergeordnetes Konzept zur Unterstützung von Einsatzkräften nach kritischen Ereignissen ist das Critical Incident Stress Management (CISM). Dieses System verfolgt das Ziel, akuten Stress zu verhindern bzw. zu reduzieren, und umfasst unter anderem das Critical Incident Stress Debriefing (CISD), eine Methode zur gezielten Aufarbeitung potenziell traumatisierender Einsatzerlebnisse [5]. Wichtig ist jedoch die klare Abgrenzung zur psychosozialen Notfallversorgung für Einsatzkräfte (PSNV-E). Während Debriefings vor allem der unmittelbaren Reflexion und Lernorientierung dienen, handelt es sich bei der PSNV-E um ein spezialisiertes Unterstützungsangebot für Einsatzkräfte aller Organisationen. Ebenso wie für direkt Betroffene (PSNV-B) nach außergewöhnlich belastenden Ereignissen.

Die standardisierte Einsatznachbesprechung verfolgt mehrere Ziele:

- Strukturierte Reflexion der individuellen Leistungsfähigkeit
- Interaktion mit Patienten und Teammitgliedern
- Differenzierte Analyse von Stärken und Schwächen
- Gezielte Anpassung individueller Lernziele

Durch die gemeinsame Reflexion innerhalb des Teams können wertvolle kollektive Lernerfahrungen entstehen, die auf einem geteilten situativen Verständnis und synchronisierten Wahrnehmungen beruhen. Zentrale Elemente einer qualitativ hochwertigen Nachbesprechung sind die Förderung der Selbstreflexion sowie ein systematisch aufgebautes, konstruktives Feedback [6].

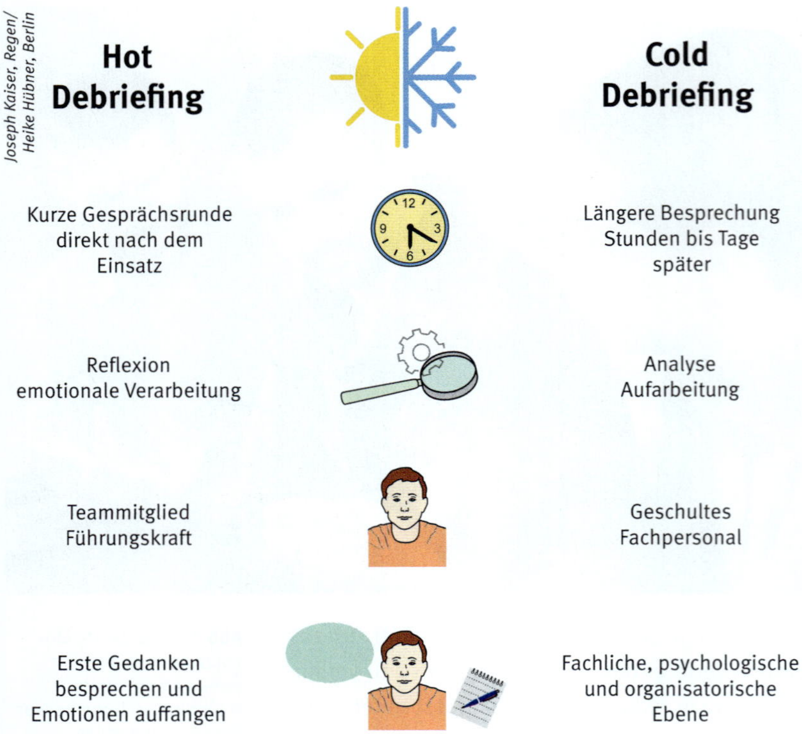

Joseph Kaiser, Regen/ Heike Hübner, Berlin

Abb. 2 Unterschied zwischen Hot und Cold Debriefing

Debriefing in der Praxis

Mit zunehmender Komplexität eines Einsatzes steigt die Notwendigkeit, für die Nachbesprechung geeignete Rahmenbedingungen zu schaffen. Außergewöhnliche Erlebnisse im Einsatzgeschehen können eine erhebliche psychische Belastung darstellen. Sie haben das Potenzial, betroffene Personen aus dem Gleichgewicht zu bringen. Ein professioneller Umgang mit den daraus resultierenden emotionalen Reaktionen – sowohl bei sich selbst als auch bei Kolleginnen und Kollegen – ist Ausdruck verantwortungsvollen und reifen Handelns im Einsatzdienst [8]. Ein praxisorientiertes Modell zu strukturierter Durchführung eines Debriefings bietet das Akronym CORREKT [13] (➤ Abb. 3). Es strukturiert das Gespräch entlang nachvollziehbarer Themenfelder. Typische Fragen, die im Rahmen eines CORREKT-Debriefings zur Anwendung kommen können, lauten [8]:

- Wie hast du die Situation erlebt? Welche Emotionen waren für dich spürbar?
- Was waren für dich Schlüsselmomente während des Einsatzes?
- Was ist aus deiner Sicht besonders gut oder weniger gut gelaufen?
- Welche Aspekte erscheinen dir verbesserungswürdig, und welche Schlüsse können wir für zukünftige Einsätze ziehen?
- Wie sollten wir uns verhalten, falls eine vergleichbare Situation erneut eintritt?
- Wie können wir unsere Zusammenarbeit im Team weiterentwickeln?

Ein effektives Debriefing setzt ein hohes Maß an Vertrauen, Vertraulichkeit und Freiwilligkeit voraus. Diese Faktoren sind zentrale Säulen für Glaubwürdigkeit und Offenheit im Dialog [8]. Respekt gegenüber allen Teilnehmenden – unabhängig von deren Hierarchieebene – sowie die Bereitschaft zu konstruktiver Kritik sollten als selbstverständlich gelten. Darüber hinaus ist es von entscheidender Bedeutung, den Ort des Debriefings bewusst zu wählen. Dieser sollte Schutz und Diskretion bieten. Geeignet sind beispielsweise geschlossene Räume auf der Rettungswache wie ein Büro oder auch der Patientenraum eines Rettungswagens. Wichtig ist, dass sich alle Beteiligten sicher und gehört fühlen. Ein ruhiger, störungsfreier Raum sowie ausreichend Zeit für eine differenzierte Reflexion im Team sind essenzielle Voraussetzungen für einen gelingenden Nachbesprechungsprozess (➤ Abb. 4).

Idealerweise werden sämtliche am Einsatz beteiligten Personen einbezogen, um ein möglichst vollständiges Bild der Ereignisse zu erhalten. Die Perspektiven aller Beteiligten sind wertvoll und verdienen gleichermaßen Beachtung. In diesem Zusammenhang kann auch der CRM-Grundsatz „Sei eine gute Führungskraft oder ein gutes Teammitglied" als Leitlinie dienen – er lässt sich hervorragend auf den Kontext einer Nachbesprechung übertragen.

Ein weiterer zentraler Aspekt ist die Förderung einer positiven Fehlerkultur. Diese basiert auf einem vertrauensvollen Miteinander, in dem nicht nach Schuldigen gesucht, sondern Ursachen analysiert und präventive Strategien entwickelt werden. Offenheit, Transparenz und gemeinsame Lösungsorientierung bilden hier die Basis für nachhaltiges Lernen und eine resiliente Teamkultur [9].

Erfolgsmodelle

Ein strukturiertes Debriefing ist ein integraler Bestandteil moderner Einsatznachbereitung und gelebter Fehlerkultur – dies zeigt das System der Londoner Luftrettung in eindrucksvoller Weise. Dort wird nach jedem Einsatz unmittelbar vor Ort ein sogenanntes Hot Debriefing durchgeführt. Ist dies aus organisatorischen oder situativen Gründen nicht möglich, folgt zeitversetzt ein Cold Debriefing. Ergänzend dazu wird am Folgetag der Einsatz durch das nachfolgende Team nochmals im Rahmen eines strukturierten „Rapid Review" reflektiert – moderiert von einer nicht am Einsatz beteiligten Person.

Weicht das Einsatzgeschehen von den festgelegten Standardarbeitsanweisungen (SOPs) oder etablierten Qualitätsstandards der Londoner Luftrettung ab, wird der Fall in eine *Discuss & Develop Conference* (D&D) überführt. In diesem Format werden sowohl kritische als auch besonders herausfordernde oder lehrreiche Einsätze in einem größeren Plenum mit 15–20 Teilnehmenden systematisch aufgearbeitet. Ziel ist es, gemeinsam Schlussfolgerungen für die zukünftige Praxis zu ziehen und dadurch gezielt die Behandlungsqualität sowie die Handlungssicherheit zu verbessern. Diese Konferenzen finden zweimal wöchentlich statt.

Darüber hinaus wird monatlich ein Clinical Governance Day veranstaltet. Dieser ist öffentlich zugänglich und bietet ein Forum zur Darstellung besonders instruktiver Einsatzverläufe. Die Aufbereitung dient der breiten Weitergabe von Erfahrungswissen innerhalb der Berufsgruppe und fördert einen kontinuierlichen kollektiven Lernprozess [10].

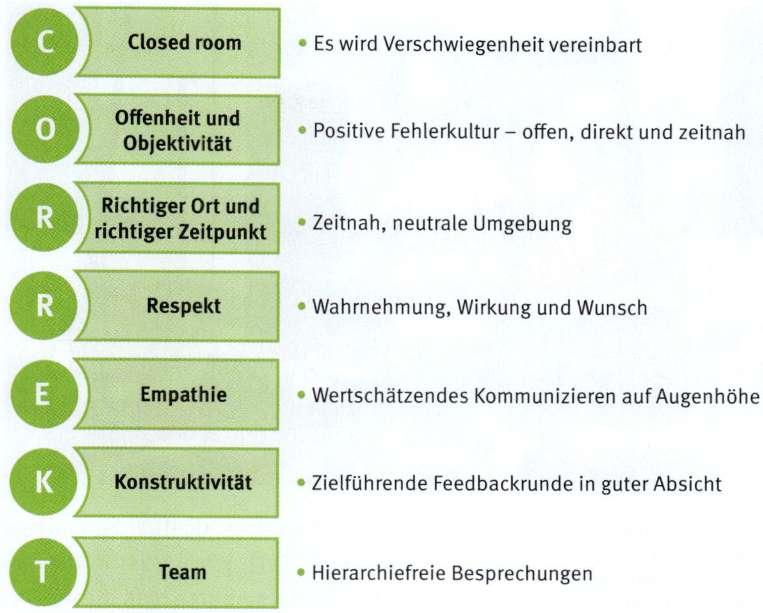

Joseph Kaiser, Regen/Heike Hübner, Berlin

Abb. 3 CORREKT-Schema im Überblick (auf Basis von [13])

Die genannten Maßnahmen sind integrale Bestandteile eines umfassenden Qualitätsmanagementsystems. Neben der Nachbesprechung realer Einsatzsituationen tragen auch etablierte Formate wie das *Critical Incident Reporting System* (CIRS), *Morbidity & Mortality*-Konferenzen (M&M) oder sogenannte *Awesome & Amazing*-Konferenzen (A&A) zur kontinuierlichen Verbesserung der Versorgungsqualität bei. Während M&M-Konferenzen insbesondere der systematischen Analyse unerwünschter Ereignisse dienen, stellen A&A-Konferenzen positive Fallverläufe in den Fokus –

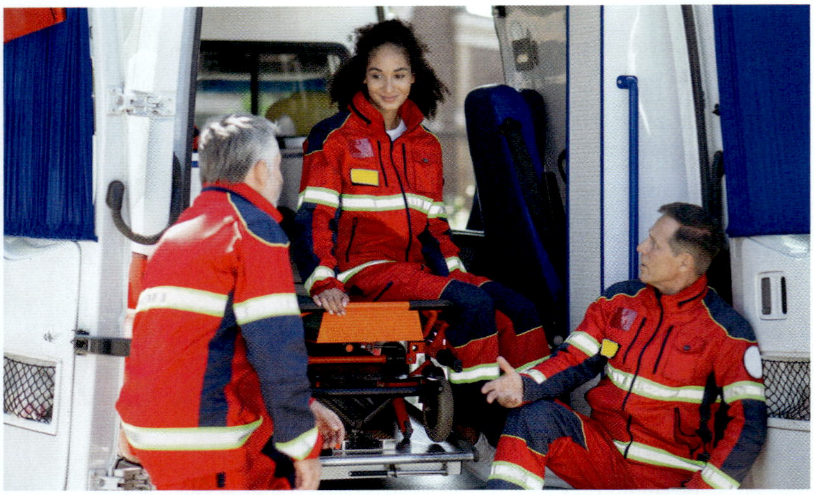
istockphoto.com/Zinkevych

Abb. 4 Hot Debriefings finden direkt im Anschluss an den Einsatz statt, trotzdem sollte Wert auf einen geschützten Raum gelegt werden.

mit dem Ziel, Best Practices sichtbar zu machen und zu multiplizieren [11]. Wichtig ist in diesem Zusammenhang die klare Abgrenzung dieser Formate zu psychologisch ausgerichteten Debriefings, wie sie im Kontext der Psychosozialen Notfallversorgung (PSNV) nach potenziell traumatisierenden Einsätzen Anwendung finden. Rapid Reviews oder D&D-Konferenzen können zwar auch eine entlastende Wirkung auf beteiligte Teams entfalten, ihr primärer Zweck liegt jedoch nicht in der emotionalen Verarbeitung von Belastungserfahrungen, sondern in der strukturierten Qualitätssicherung im Sinne eines Clinical-Governance-Ansatzes.

Im präklinischen Bereich gewinnt die systematische Auseinandersetzung mit Fehlern und Abweichungen zunehmend an Bedeutung. Eine moderne Fehlerkultur zielt nicht auf individuelle Schuldzuweisungen, sondern auf das Erkennen systemischer Schwachstellen und die Entwicklung präventiver Maßnahmen. Analog zum Toyota Production System, das auf kontinuierliche Verbesserung (Kaizen), Fehlervermeidung durch Frühidentifikation (Jidoka) und eine klar strukturierte Problemlösung (A3-Methode) setzt, lassen sich auch im Rettungsdienst standardisierte Ansätze zur Qualitätssicherung adaptieren [12]

Ein zentrales Element hierbei ist die Integration von Team Resource Management (TRM) und Crew Resource Management (CRM) – ursprünglich aus der Luftfahrt stammende Konzepte, die heute fester Bestandteil der Notfallmedizin sind. Sie fördern durch strukturierte Kommunikation, gegenseitige Rückversicherung und klare Rollenverteilungen die Patientensicherheit im Einsatz. In Debriefings spiegeln sich diese Prinzipien durch partizipative Gesprächsführung, Hierarchieunabhängigkeit und die gezielte Analyse von Entscheidungsprozessen wider.

Durch die systematische Verknüpfung von Debriefing, Governance-Strukturen und lernorientierter Fehlerkultur kann nicht nur die individuelle Handlungskompetenz gestärkt, sondern auch die Resilienz des gesamten Systems erhöht werden. Dies trägt entscheidend zur Weiterentwicklung einer hochqualitativen und sicheren präklinischen Patientenversorgung bei.

Fazit

Strukturierte Debriefings sind weit mehr als ein „Gespräch nach dem Einsatz“. Sie sind ein essenzielles Instrument zur Sicherung und Weiterentwicklung von Qualität, Teamarbeit und psychischer Gesundheit im Rettungsdienst. Ob als unmittelbares Hot Debriefing, vertieftes Cold Debriefing oder als Teil eines umfassenderen Qualitäts- und Lernsystems: Sie schaffen Raum für Reflexionen, emotionale Entlastung und kollektives Lernen. Erfolgsmodelle wie das der Londoner Luftrettung oder das aktive Anwenden des Team Resource Management und deren Leitsätze zeigen, wie sich systematische Nachbesprechungen wirkungsvoll in den Einsatzalltag integrieren lassen. Dabei ist eine positive Fehlerkultur entscheidend – geprägt von Offenheit, Vertrauen und dem Verzicht auf Schuldzuweisungen. Es geht darum, systemische Ursachen zu erkennen, kontinuierlich zu verbessern und gemeinsam aus Erfahrungen zu lernen. Die TRM- und CRM-Prinzipien können als methodische Leitplanken genutzt werden, um Nachbesprechungen teamorientiert und zielgerichtet zu gestalten und so einen möglichst hohen Qualitätsstandard sicherzustellen. Wenn Debriefings nicht als Pflicht, sondern als Chance verstanden werden, tragen sie dazu bei, psychische Belastungen zu reduzieren, die Resilienz der Einsatzkräfte zu stärken und letztlich die Versorgung der Patientinnen und Patienten auf ein höheres Niveau zu heben. Die Zukunft einer professionellen präklinischen Versorgung liegt in einer lernenden Kultur – und diese beginnt bereits nach dem Einsatz.

Quellen:

[1] Karutz H, Blank-Gorki V. Psychische Belastungen und Bewältigungsstrategien in der präklinischen Notfallversorgung. Notfallmedizin up2date 2014; 9(4): 355-374. DOI: 10.1055/s-0033-1358063
[2] Stiftung Deutsche Depressionhilfe. Jeder 7. Beschäftigte im Rettungsdienst berichtet von Depression. Pressemitteilung Sept. 2022. https://nachrichten.idw-online.de/2022/09/21/jeder-7-beschaeftigte-im-rettungsdienst-berichtet-von-depression-neues-online-angebot-gestartet (letzter Abruf 23.06.2025)
[3] BeSiC – Berner Simulations- und CPR-Zentrum. https://besic.insel.ch/de/simulation/das-simulationstraining/debriefing. (letzter Abruf 23.06.2025)
[4| ACT-Government. Debrief Guidance. ACT Corrective Services. https://www.act.gov.au/__data/assets/pdf_file/0006/2548410/ACTCS-Debrief-Guidance.pdf (letzter Abruf 23.06.2025)
[5] Everly GS, Mitchell JT. Einführung in das Stressmanagement bei kritischen Vorfällen (CISM). https://icisf-org.translate.goog/a-primer-on-critical-incident-stress-management-cism/?_x_tr_sl=en&_x_tr_tl=de&_x_tr_hl=de&_x_tr_pto=sge. (letzter Abruf 23.06.2025)
[6] Laun M. Korrekte Einsatznachbesprechung. DasFOAM Think Tank. https://dasfoam.org/2020/12/30/korrekte-einsatznachbesprechung/
[7] Poranen A, Kouvonen A, Nordquist H. Perceived human factors from the perspective of paramedics – a qualitative interview study. BMC Emerg Med 22, 178 (2022). https://doi.org/10.1186/s12873-022-00738-x
[8] Gotthardt P. Einsatznachsorge – gemeinsam sind wir stark. NerdfallMedizin. https://nerdfallmedizin.blog/2019/07/27/einsatznachsorge-gemeinsam-sind-wir-stark/ (letzter Abruf 23.06.2025)
[9] Kaiser J. Rettungsdienst – fehlerfrei oder fehlbar? Elsevier 02/2025
[10] Strobel J (2023). DGRe-Referat: Luftrettung in London – Erfahrungen aus erster Hand. https://www.youtube.com/watch?v=PBc82-cLneU&t=1857s. (letzter Abruf 23.06.2025)
[11] Unger J. Teams, Ressourcen, Management und Sex & Drugs & Rock'n'Roll. DasFOAM Think Tank. https://dasfoam.org/2020/01/18/teams-ressourcen-management-und-sex-drugs-rocknroll/. (letzter Abruf 23.06.2025)
[12] Toyota. Respekt und Optimierungswille: der Toyota Way. https://www.toyota.de/entdecke-toyota/toyota-deutschland/toyota-way. (letzter Abruf 23.06.2025)
[13] DocCheck. Rettungseinsatz: So verläuft die perfekte Nachbesprechung. https://www.doccheck.com/de/detail/articles/32102-rettungseinsatz-so-laeuft-die-perfekte-nachbesprechung (letzter Abruf 10.07.2025)

Autorin und Autor

Anna Lehman, Notfallsanitäterin, Pädagogin i. A., Ausbilderin in der Breitenausbildung

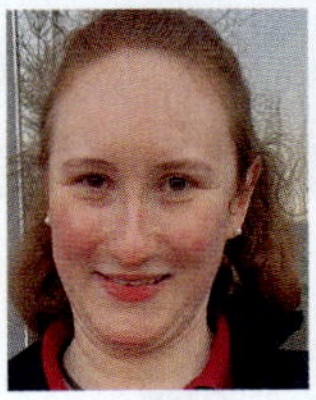

Joseph Kaiser, Notfallsanitäter, Praxisanleiter, Student der Humanmedizin. Er leitet das Ressort Notfallmedzin der Bergwacht Bayerwald und ist Mitbegründer von imPULSgeber.

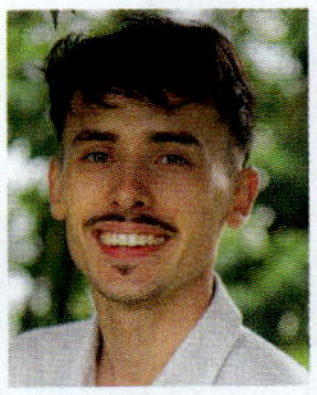

Interessenskonflikt: Autorin und Autor geben an, dass kein Interessenskonflikt vorliegt.

DBRD
Deutscher Berufsverband
Rettungsdienst e.V.

Mitteilungen des DBRD

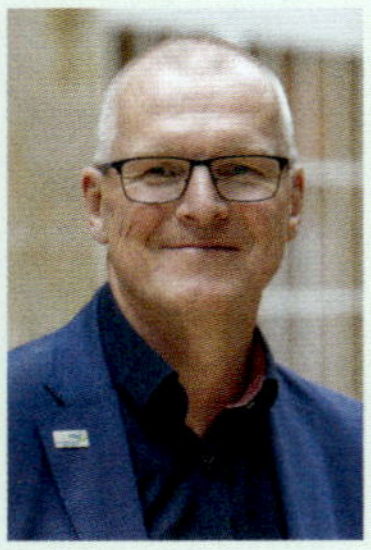

Liebe Kolleginnen und Kollegen,
wieder liegt ein spannendes Jahr hinter uns. Der neue Vorstand ist in dieser Besetzung ebenfalls ein Jahr im Amt. Vieles (vor allem intern) haben wir verändert und angeschoben. Aber es liegt noch ein weiter Weg vor uns. Sicher gilt es auch, näher mit anderen präklinisch tätigen Organisationen zusammenzurücken, denn nur gemeinsam können wir die Probleme der Zukunft lösen. Dabei wollen wir unserem eingeschlagenen Weg aber treu bleiben. Manchmal eine Gratwanderung.

Im Jahr 2026 wird der DBRD 20 Jahre alt. Sicher ein Grund zu feiern. Das wollen wir auf dem Deutschen Rettungsdiensttag am 21. November 2026 auch machen, denn genau an diesem Tag vor dann genau 20 Jahren wurden wir gegründet.
In dieser Zeit sind wir auf derzeit mehr als 18.000 Mitglieder angewachsen und das kommende Jahr steht unter dem Motto **„20 Jahre DBRD – 20.000 Mitglieder“**. Das können wir aber nur erreichen, wenn ihr uns weiterhin den Rücken stärkt und Werbung macht. Wir zählen auf euch. Im Gegenzug dürft ihr gewiss sein, dass wir uns auch die kommenden 20 Jahre für eure Interessen einsetzen werden.
Also bleibt gespannt, gesund und uns gewogen.
Euer Frank Flake

Aktuelles

7. Deutscher Rettungsdiensttag

Der Deutsche Rettungsdiensttag 2025 liegt hinter uns – zwei intensive Tage voller Impulse in Siegen.
Von topaktuellen Themen über starke Stimmen aus der Praxis bis hin zu interaktiven Workshops: Der Deutsche Rettungsdiensttag hat wieder einmal Fachlichkeit, Perspektiven und Begegnungen auf Augenhöhe zusammengebracht. Aus unserer Sicht eine gelungene Veranstaltung.

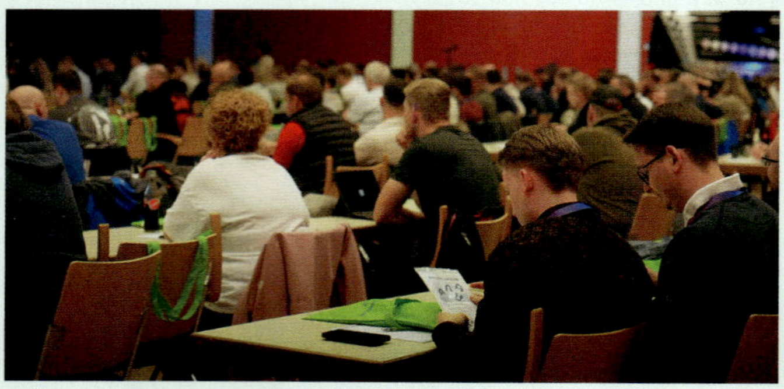

Abb. 1 Volles Haus bei den Vorträgen

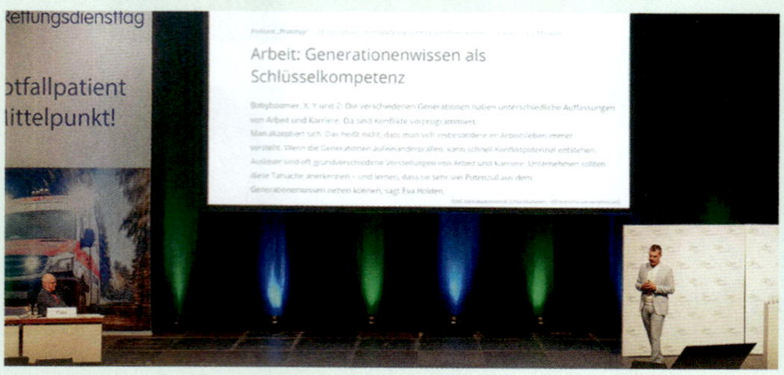

Abb. 2 Prof. Klaus Runggaldier bei seinem Vortrag

Auf vielen Vorträgen und Sessions wie „Rettungsdienst 2030“ bis zu internationalen Vergleichen wurde einiges an Inhalten geboten, neue Perspektiven eröffnet und gezeigt, welche Chancen und Herausforderungen vor uns liegen.
In Workshops konnten die Teilnehmer praxisnah und interaktiv ihr Wissen vertiefen.
Viel Raum für gute Gespräche lieferte das Get-together. Wir alle wissen, dass persönliche Begegnungen und Netzwerke unbezahlbar sind – insofern war das Miteinander wieder einmal sehr gewinnbringend.
Damit die Inhalte nicht nur gehört, sondern auch sichtbar werden, haben wir in diesem Jahr erstmalig ein neues Format eingesetzt: das Graphic Recording.
Alle elf Vorträge wurden live in Bildern von Lorna Schütte dokumentiert.

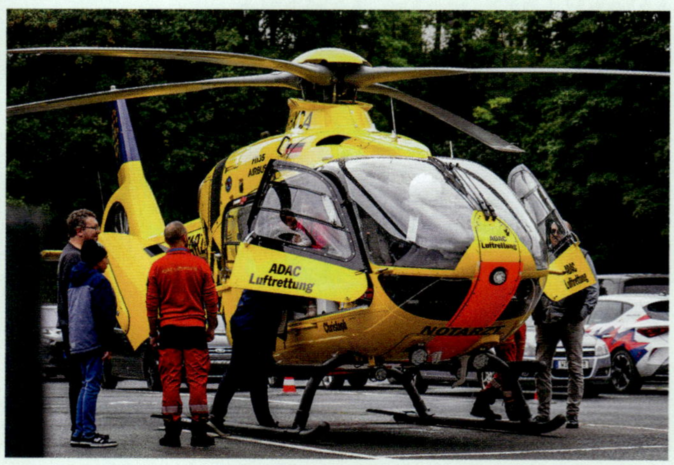

Abb. 3 Auch die Ausstellung auf dem DRT 2025 bot einige Highlights

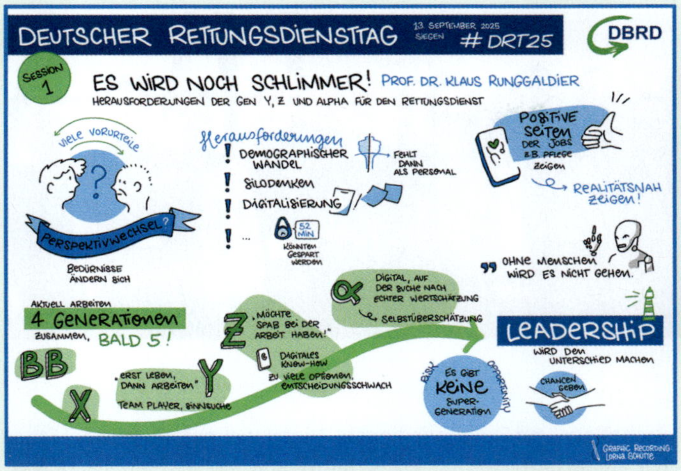

Abb. 4 Graphic Recording des Vortrages von Prof. Klaus Runggaldier

Die Ergebnisse machen Kernaussagen direkt erfassbar, bieten Erinnerungsanker und können auch nach dem Event genutzt werden, um Diskussionen weiterzuführen.

Zwei Tage, die wieder einmal gezeigt haben, wie stark unsere Branche zusammensteht.

Wir sagen noch einmal Danke an alle Referent:innen, Partner:innen, Aussteller:innen und Unterstützer:innen und die vielen Teilnehmenden, die den DRT 2025 zu einem besonderen Ereignis gemacht haben.

Der nächste Deutsche Rettungsdienstag findet am 20. und 21. November 2026 voraussichtlich in Hamburg statt. Merkt euch diesen Termin gerne schon mal vor!

Nachlese Mitgliederversammlung 2025

Während des DRT 2025 fand am Freitag, den 12. September 2025, unsere jährliche Mitgliederversammlung statt. Mit über 100 Teilnehmerinnen und Teilnehmern war sie wieder einmal sehr gut besucht. In diesem Jahr standen neben vier Änderungsanträgen zur Satzung nur die standardisierten Berichterstattungen auf dem Programm.

Die Mitgliederzahlen steigen weiterhin an und die Marke von 18.000 Mitgliedern ist überschritten. Nach einem wirtschaftlich anspruchsvollen Jahr zeigen auch die Zahlen ein gutes Ergebnis. Die Kassenprüfung erbrachte keine Beanstandungen, sodass der Vorstand einstimmig entlastet werden konnte.

Nach dem obligatorischen Bericht aus der DBRD-Akademie folgte die Abstimmung über die Anträge, die allesamt angenommen wurden. In Kürze wird also eine Satzungsänderung erfolgen und veröffentlicht.

TECC Games

Professionelle taktische Notfallmedizin kombiniert mit Action, Spaß und Netzwerkpflege – das sind die TECC Games. Am 30. August 2025 wurde die Veranstaltung bereits zum dritten Mal

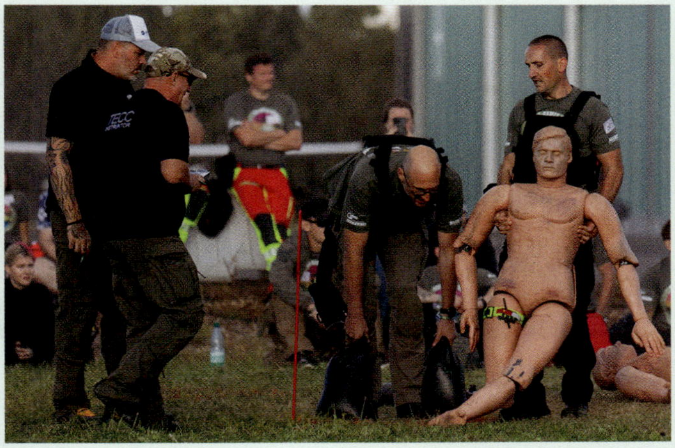

Abb. 5 Die Games boten neben viel Spaß auch eine Menge körperlicher Herausforderungen.

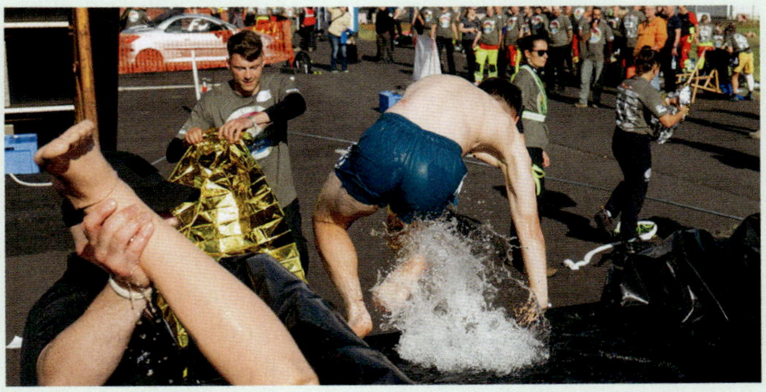

Abb. 6 Es gab auch eine Station, in der man sprichwörtlich baden gehen musste

auf dem Gelände des Siegerlandflughafens von der DBRD-Akademie ausgerichtet. Insgesamt waren rund 600 Personen aus 11 Nationen für das Event angereist.

Ein besonderes Zeichen der Wertschätzung und Freundschaft war der Besuch des NAEMT President, Chris Way, und der Director of Education Administration, Kimberly Mace, die extra für die Veranstaltung aus den USA angereist waren. Ebenso wie zahlreiche Partner und Freunde des REEC (Regional European Education Committee).

Den über 300 Teilnehmern wurde an 8 Wettkampfstationen, die – wie schon die Idee der TECC Games überhaupt – auf „Lennys“ (TECC & TCCC Instruktor) Ideen basieren, fachlich und körperlich alles abverlangt.

Besonderer Dank gilt den vielen Helfern, Instruktoren und Sponsoren, ohne die eine Veranstaltung in dieser Dimension nicht möglich wäre.

Die nächsten TECC Games finden am 28. August 2027 wieder auf dem Siegerlandflughafen statt.

Fürther Gespräche 2025

Am 16. und 17. September fanden in Fürth zum dritten Mal die Fürther Gespräche statt – ein strategisches Forum zur Weiterentwicklung der rettungsdienstlichen Versorgung in Deutschland. Der DBRD war durch seinen 1. Vorsitzenden Frank Flake vertreten.

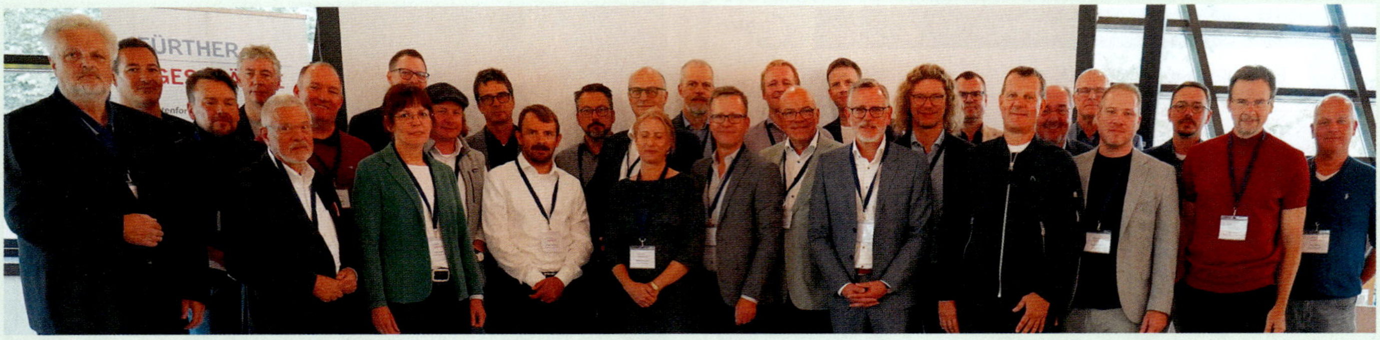

Abb. 7 Die Teilnehmenden der Fürther Gespräche 2025

Schwerpunkt in diesem Jahr waren die niedrigprioritären Einsätze – ein drängendes Thema mit hoher Systemrelevanz. Diskutiert wurden dabei unterschiedliche Lösungsansätze für einen bedarfsgerechteren Ressourceneinsatz.
Neben einigen Workshops zur Erarbeitung von Lösungen gab es auch einige wenige Vorträge und Impulse zu dem Thema:

- Insa Seeger aus Oldenburg berichtete vom Projekt Gemeindenotfallsanitäter und zeigte aktuelle Zahlen.
- Michael Nolan, Community Paramedic aus Ontario, berichtete über die Einführung eines CP-Systems im Bereich Ontario und die dadurch entstandenen Lösungen.
- Dr. Dominik Graf von Stillfried vom Zentralinstitut der kassenärztlichen Versorgung zeigte ebenfalls Lösungswege auf, die bereits in einigen Bereichen erprobt werden.

Auch Bayerns Innenminister Joachim Herrmann, Schirmherr der Veranstaltung, hob in seinem Grußwort und der Podiumsdiskussion hervor:
„Unser gemeinsames Ziel, die Versorgung der Bevölkerung mit rettungsdienstlichen Leistungen auch künftig sicherzustellen, können wir nur in enger Zusammenarbeit des präklinischen, klinischen und vertragsärztlichen Bereichs erreichen. Nur so gelingt es, den Herausforderungen zu begegnen, die auf das System Rettungsdienst einwirken. Hierfür bieten die Fürther Gespräche eine wichtige Plattform."
Die Ergebnisse sollen in einer gemeinsamen Veröffentlichung für die Politik zusammengeführt werden – als fachlich fundierte Grundlage für notwendige Reformen.

Weitere Veranstaltungen

Als Vorstand versuchen wir, die Perspektive des Rettungsfachpersonals möglichst breit zu streuen und so ins Gespräch zu kommen mit den vielen verschiedenen Akteuren im Gesundheitswesen.
Im September war Michael Stanley dafür auf der Tagung der Offshore-Arbeitsmedizin und hat überwiegend Arbeitsmediziner:innen und Betriebsärzt:innen der Offshore-Industrie vorgestellt, was Notfallsanitäter:innen können und dürfen und wie sie in der Offshore-Industrie gut eingesetzt werden können.
Außerdem waren wir eingeladen zum Deutschen Fachpflegekongress in Münster, veranstaltet von der Deutschen Gesellschaft für Fachpflege und Funktionsdienste. Hier hat ebenfalls Michael Stanley einen Vortrag über die Schnittstelle Notaufnahme und Rettungsdienst gehalten für ein weit überwiegend pflegerisches Publikum. Daneben waren auch Gespräche mit Funktionären der DGF sehr wertvoll. Am Ende der Veranstaltung bestand Konsens, dass Pflege und Rettungsdienst häufig ähnliche Herausforderungen haben und auch gemeinsam an den Lösungen arbeiten können.
Am 8. Oktober 2025 war der DBRD zur Anhörung des Gesundheitsausschusses zum BEEG geladen. Frank Flake hat uns dort vertreten. Zwar ging es im Schwerpunkt um pflegerische Themen, wir haben dennoch zwei wichtige Gründe gesehen, Präsenz zu zeigen. Zum einen, weil eine autonome, starke Pflege das Potenzial hat, im ambulanten Sektor für deutliche Entlastung des Rettungsdienstes zu sorgen, zum anderen, weil ein Änderungsantrag von B90/Die Grünen konkret auch die Tätigkeit der NotSan thematisierte.

ekg.training

Seit August haben wir mit ekg.training ein neues Fördermitglied, das unsere Zielsetzung der Professionalisierung im Rettungsdienst und des Kompetenzaufbaus in der EKG-Befundung ausdrücklich unterstützt. Nach dem Weckruf der Ergebnisse aus der im Dezember 2024 erschienen Querschnittsstudie zur EKG-Beurteilung im Rettungs- und Notarztdienst in Deutschland begrüßen wir die Unterstützung ausdrücklich und konnten darüber hinaus auch eine inhaltliche Zusammenarbeit bei der Entwicklung von kompetenzfördernden Online-EKG-Kursen und Live-Veranstaltungen vereinbaren.
Die ersten Früchte werden jetzt bereits sichtbar. Hans-Martin Grusnick und Michael Stanley, bekannt nicht zuletzt durch unsere beliebten 12-Leads-Kurse, haben mit ekg.training den Online-Kurs *EKG-Kurs und Training Präklinik* herausgegeben und stellen einmal monatlich im Live-Format *ekg.konferenzen präklinische Notfallversorgung* interessante EKG-Fälle und die Folgeschritte nach Diagnosestellung vor.
Wir konnten mit ekg.training für unsere Mitglieder einen Nachlass von 25 % auf diese Lernformate verhandeln. Das zahlt sich aus.
Um in den Genuss der Nachlässe zu kommen, könnt ihr euch auf www.ekg.training/dbrd die Informationen zu den Kursen ansehen und den rabattierten Kauf direkt von dort aus vornehmen.

DBRD Deutscher Berufsverband Rettungsdienst e.V.

EKG-Kurs und Training Präklinik
Mehr Informationen zum Kurs:
https://ekg.training/lernformate/kurse-fortbildungen/ekg-kurs_und_training_praeklinik/

Hier geht's direkt zur Buchung mit DBRD-Rabatt: https://ekg.training/dbrd/

ekg.konferenz präklinische Notfallversorgung
Mehr Informationen zu den ekg.konferenzen präklinische Notfallversorgung:
https://ekg.training/lernformate/ekg-konferenz-praeklinische-notfallversorgung/

Kursternine

Alle Kurse können auch als Inhousekurse gebucht werden. Sprechen Sie uns einfach an. Gerne unterbreiten wir Ihnen ein Angebot.

AMLS Provider-Kurs (offen/2 Tage)

Hamburg	11.–12.10.2025
Dresden	18.–19.10.2025
Würzburg	25.–26.10.2025
Hannover	13.–14.12.2025
Würzburg	24.–25.01.2026
Hannover	14.–15.02.2026
Hamburg-Pinneberg	21.–22.02.2026
Bremen	14.–15.03.2026
Aachen	21.–22.03.2026
Wolfratshausen	18.–19.04.2026
Mannheim	16.–17.05.2026
Windischeschenbach	23.–24.05.2026
Bonn	13.–14.06.2026
Magdeburg	27.–28.06.2026
Bremen	04.–05.07.2026
Lübeck	18.–19.07.2026
Berlin	15.–16.08.2026
Wiesbaden	15.–16.08.2026
Aachen	12.–13.09.2026
Wetzlar	19.–20.09.2026
Burbach	26.–27.09.2026
Dresden	17.–18.10.2026
Schwerin	19.–20.10.2026
Hamburg-Pinneberg	07.–08.11.2026
Hannover	12.–13.12.2026

Weitere Informationen und Anmeldung unter www.amls.de

EPC Provider-Kurs (offen/2 Tage)

Aachen	13.–14.12.2025
Garmisch-Partenkirchen	20.–21.12.2025
Bonn	06.–07.01.2026
Bonn	08.–09.01.2026
Lübeck	07.–08.02.2026
Würzburg	28.–29.03.2026
Wiesbaden	18.–19.04.2026
Windischeschenbach	02.–03.05.2026
Magdeburg	16.–17.05.2026
Aachen	13.–14.06.2026
Mannheim	18.–19.07.2026
Dresden	15.–16.08.2026
Wetzlar	26.–27.09.2026
Bonn	17.–18.10.2026
Aachen	28.–29.11.2026
Garmisch-Partenkirchen	19.–20.12.2026

Weitere Informationen und Anmeldung unter www.epc-germany.de

GEMS Provider-Kurs (offen/2 Tage)

Würzburg	20.–21.12.2025
Würzburg	14.–15.02.2026
Aachen	23.–24.05.2026
Kassel	25.–26.04.2026
Mannheim	08.–09.08.2026
Dresden	21.–22.11.2026
Würzburg	12.–13.12.2026

Weitere Informationen und Anmeldung unter www.gems-deutschland.de

PHTLS Provider-Kurs (offen/2 Tage)

Aachen	20.–21.12.2025
Stuttgart	24.–25.01.2026
Aachen	07.–08.02.2026
Berlin (UKB)	21.–22.02.2026
Burbach	21.–22.02.2026
Offenbach	28.–29.02.2026
Bonn	11.–12.04.2026
Wolfratshausen	11.–12.04.2026
Mannheim	25.–26.04.2026
Dresden	25.–26.04.2026
Lübeck	23.–24.05.2026
Burbach	23.–24.05.2026
Windischeschenbach	20.–21.06.2026
Berlin (UKB)	27.–28.06.2026
Bad Wiessee	27.–28.06.2026
Schwerin	23.–24.07.2026
Aachen	25.–26.07.2026

Plauen	25.–26.07.2026
Berlin (UKB)	22.–23.08.2026
Würzburg	05.–06.09.2026
Bremen	12.–13.09.2026
Stuttgart	26.–27.09.2026
Wolfratshausen	03.–04.10.2026
Freiburg	09.–10.10.2026
Mannheim	17.–18.10.2026
Windischeschenbach	24.–25.10.2026
Bonn	30.–31.10.2026
Burbach	07.–08.11.2026
Dresden	07.–08.11.2026
Lübeck	21.–22.11.2026
Berlin (UKB)	19.–20.12.2026
Aachen	19.–20.12.2026

Weitere Informationen und Anmeldung unter www.phtls.de

PHTLS Refresher-Kurs (offen/1 Tag)

Berlin (UKB)	20.02.2026
Bonn	10.04.2026
Berlin (UKB)	26.06.2026
Aachen	24.07.2026
Berlin (UKB)	21.08.2026
Freiburg	08.10.2026
Bonn	29.10.2026
Berlin (UKB)	18.12.2026

Weitere Informationen und Anmeldung unter www.phtls.de

TECC Provider-Kurs (offen/2 Tage)

Frankfurt	13.–14.12.2025
Burbach	31.01.–01.02.2026
Windischeschenbach	07.–08.02.2026
Burbach	14.–15.03.2026
Windischeschenbach	25.–25.04.2026
Burbach	16.–17.05.2026
Oberpfaffenhofen	06.–07.06.2026
Lübeck	04.–05.07.2026
Burbach	22.–23.08.2026
Oberpfaffenhofen	05.–06.09.2026
Burbach	24.–25.10.2026
Magdeburg	07.–08.11.2026

TCCC-CMC Provider-Kurs (offen für Militär etc./8 Tage)

Burbach	26.09.–03.10.2026

Weitere Informationen und Anmeldung unter www.tccc-deutschland.de/tecc-kurse.html

12-Leads Provider-Kurs (offen/2 Tage)

Lübeck	24.–25.01.2026
Lübeck	21.–22.02.2026
Lübeck	18.–19.04.2026
Frankfurt	30.–31.05.2026
Frankfurt	20.–21.06.2026
Lübeck	08.–09.08.2026
Lübeck	17.–18.09.2026
Lübeck	05.–06.12.2026

Weitere Informationen und Anmeldung unter www.12-Leads.de

Emergency Medical Fire & Rescue Training (2 Tage)

Burbach	25.–26.04.2026
Burbach	27.–28.06.2026
Burbach	29.–30.08.2026

AMLS, EPC, GEMS, PHTLS und TECC Instruktorenkurs (nur mit Instruktorenpotential)

Seeheim	14.–15.03.2026
Seeheim	14.–15.11.2026

Mitgliederinfos BVRD.at

Mitgliederinfos BVRD.at

Liebe Kolleginnen und Kollegen!
Weihnachten steht vor der Tür – Zeit, innezuhalten, durchzuatmen, über das vergangene Jahr zu reflektieren. Was ist uns in diesem Jahr gelungen? Was haben wir gelernt?
2025 war ein bewegtes Jahr für unseren Verein. Mit der Neuwahl des Vorstands im August und der Einrichtung einer Geschäftsstelle, die durch eine Unterstützung der Björn Steiger Stiftung möglich geworden ist, haben wir wichtige Weichen für die Zukunft gestellt. Zahlreiche Themen haben uns intensiv beschäftigt: die Novelle des Sanitätergesetzes, Fragen des Arbeitnehmerschutzes und der Mitarbeitergesundheit standen ebenso im Fokus wie der fachliche Austausch zu aktuellen Entwicklungen im Rettungswesen.
Mit *Spine Care* konnten wir ein neues Kursformat erfolgreich etablieren. Und unser *Dossier Rettungsdienst* hat mit dem erstmals veröffentlichten Vergleich der Strukturen in den Bundesländern für Kontroverse gesorgt und Impulse für die politische und fachliche Diskussion geliefert. Beim Camillo Award im Parlament konnten wir wieder verdiente und engagierte Sanitäter:innen vor den Vorhang holen, die den Rettungsdienst aktiv von innen heraus gestalten und mit innovativen Initiativen voranbringen.
Hinter all diesen Entwicklungen stehen viele engagierte Menschen – vor und hinter den Kulissen. Dafür sagen wir herzlichen Dank: für euer Vertrauen, eure Treue und euren Einsatz für den Rettungsdienst.
Mit Jahreswechsel wollen wir aber auch in die Zukunft blicken: Wir freuen uns darauf, viele von euch wieder bei unseren Kursformaten PHTLS, AMLS, EPC, TECC, GEMS oder Spine Care zu begrüßen oder euch bei einer unserer Veranstaltungen zu treffen. Und wir freuen uns natürlich, wenn ihr den Podcast abonniert und mit uns auf den Sozialen Medien interagiert. Jede Begegnung und jedes Gespräch bringen uns als Gemeinschaft weiter.
Wir wünschen euch und euren Familien ein ruhiges Weihnachtsfest und einen sicheren, erfolgreichen Start in das Jahr 2026. Bleibt engagiert, bleibt neugierig, bleibt sicher und setzt euch für die Veränderung ein, die ihr im Rettungswesen sehen wollt.
Euer Vorstand

Neuer Vorstand und Einführung einer Geschäftsstelle

Bei der Generalversammlung am 18. August 2025 in Linz wurde ein neuer Vorstand gewählt und Statutenänderungen verabschiedet.
Der neue Vorstand:

- Präsident: Clemens Kaltenberger
- Präsident-Stellvertreterin: Alexandra Tanda
- Schriftführer: Armin Reisinger
- Kassier: Florian Zahorka

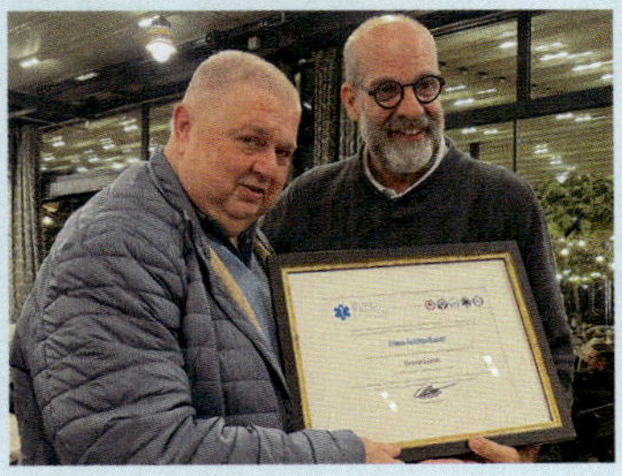

Dem langjährigen Präsidenten des BVRD.at Erwin Feichtelbauer wird die Ehrenpräsidentschaft verliehen.

Ein herzlicher Dank geht an den bisherigen Vorstand, der den BVRD.at durch intensive und arbeitsreiche Jahre gesteuert hat. Der scheidende Präsident Erwin Feichtelbauer und der langjährige Kassier Martin van der Kuur bleiben dem BVRD.at als Ehrenmitglieder erhalten, Daniel Knogler behält seinen Sitz im Board, Claudia Schwarz wird Geschäftsführerin. Die Einführung einer Geschäftsstelle ist ein großer Schritt in der Professionalisierung des Bundesverbands und man darf gespannt sein, welche Angebote und Möglichkeiten sich dadurch in den kommenden Jahren eröffnen.

Thinktank in Bregenz

Am 26. September 2025 fand der erste Thinktank des BVRD.at in Bregenz statt. Zu Gast bei der Wasserrettung Vorarlberg kamen Sanitäter:innen und Notärzte aus Vorarlberg, Tirol, Deutschland und der Schweiz zusammen, um sich auszutauschen und zu vernetzen. Auf dem Programm standen die „10 Fakten zum Rettungsdienst in Österreich", die Präsentation einer Befragung unter Vorarlberger Sanitäter:innen durch Florian Zahorka und Marcel Ha-

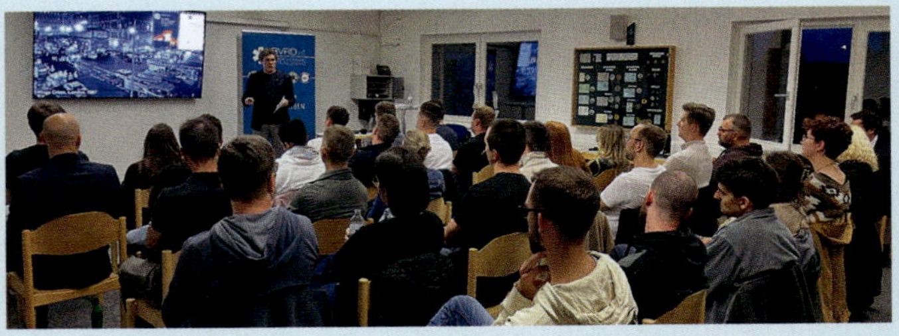

Rund 50 Personen on- und offline folgten der Einladung zum ersten Thinktank in Vorarlberg.

gen, sowie ein Fachvortrag von Manuel Winkler zu den Herausforderungen der Schnittstellenzusammenarbeit und möglichen Lösungsansätzen nach einem britischen Modell.

Die Veranstaltung bot eine fundierte Grundlage für den weiteren Austausch und die Weiterentwicklung im Bereich des Rettungsdienstes.

„Belastungen im Rettungsdienst sind rechtswidrig"

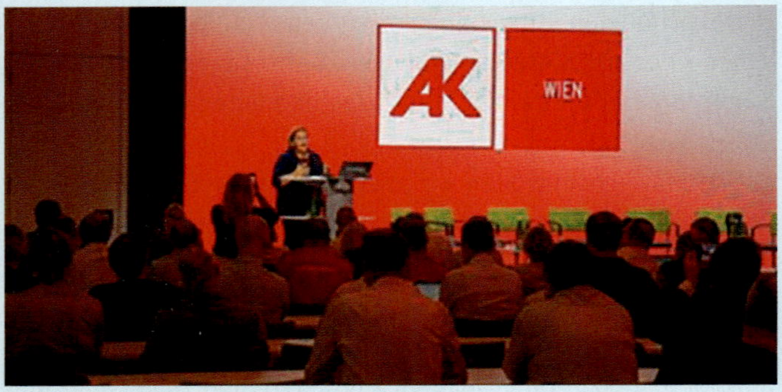

Bundesministerin Korinna Schuhmann sichert ihre Unterstützung zu.

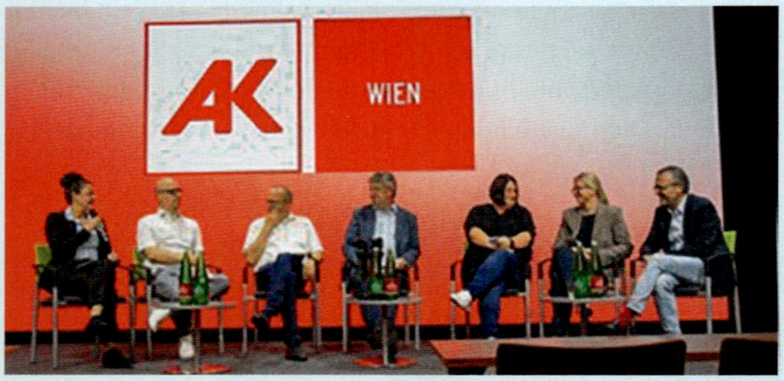

Podiumsdiskussion mit Katharina Scheinast (AK Wien), Stefan Wehinger (Rotes Kreuz Innsbruck), Andreas Karl (Rettungsdienst Tirol GmbH), Walter Rauter (Arbeitsinspektion), Sylvia Gassner (Gewerkschaft vida), Claudia Schwarz (BVRD.at) und Gerald Fitz (Arbeiter-Samariter-Bund)

Am 7. September 2025 fand im ÖGB Wien eine Fachveranstaltung der Arbeiterkammer Wien zum Thema „Belastungen im Rettungsdienst" statt, bei der auch der BVRD.at vertreten war. Der Tenor: Die körperlichen Belastungen im Rettungsdienst überschreiten regelmäßig gesetzliche Grenzwerte – und das ist rechtswidrig.

Notfallsanitäter und Betriebsrat Stefan Wehinger (Rotes Kreuz Innsbruck) machte deutlich, dass der gesetzlich vorgeschriebene Einsatz technischer Hilfsmittel im Rettungsdienst vielerorts fehlt. Elektrische Raupentragstühle, Rollboards oder elektrohydraulische Fahrtragen sind noch immer keine Standardausstattung, obwohl das ArbeitnehmerInnenschutzgesetz deren Verwendung klar vorsieht. Die Folge: hohe körperliche Belastungen, langfristige Gesundheitsschäden und systematische Gesetzesverstöße.

Barbara Baumgartner (AUVA) präsentierte aktuelle Ergebnisse aus dem Projekt AUVAfit, die belegen, dass Tätigkeiten wie Heben, Tragen und Patiententransfers regelmäßig über den zulässigen Belastungsgrenzen liegen. Der Einsatz technischer Hilfsmittel ist daher zwingend erforderlich.

Sozial- und Gesundheitsministerin Korinna Schumann sicherte zu, den Schutz von Sanitäter:innen vor physischen und psychischen Belastungen zu einem zentralen arbeits- und gesundheitspolitischen Ziel zu machen.

Andreas Karl (Rettungsdienst Tirol GmbH) stellte Tiroler Initiativen zur Modernisierung des Fuhrparks vor: Bis 2030 sollen alle Fahrzeuge mit elektrohydraulischen Fahrtragen und modernen Tragstühlen ausgestattet werden.

In der abschließenden Diskussion mit Gerald Fitz (Arbeiter-Samariter-Bund), Walter Rauter (Arbeitsinspektion), Claudia Schwarz (Bundesverband Rettungsdienst), Sylvia Gassner (Gewerkschaft vida), Andreas Karl (Rettungsdienst Tirol GmbH) und Stefan Wehinger (Rotes Kreuz Innsbruck) wurde zwar deutlich, dass erste Projekte laufen – jedoch fehlt eine bundesweit einheitliche Strategie sowie die nötige finanzielle Unterstützung. Gewerkschaften und Rettungsorganisationen fordern daher entschlossenes Handeln, um endlich gesetzeskonforme und gesundheitsgerechte Arbeitsbedingungen im Rettungsdienst sicherzustellen.

Kurse

Alle Kursformate können auch als Inhouse-Kurse gebucht werden. Kurstermine werden laufend ergänzt und sind online abrufbar.

PHTLS
www.phtls.at | contact@phtls.at

AMLS
www.amls.at | contact@amls.at

EPC
www.epc-austria.at | contact@epc-austria.at

TECC
www.tecc-austria.com | board@tecc-austria.com

GEMS
www.gems-austria.at | contact@gems-austria.at

SPINE CARE
https://www.bvrd.at/spinecare/

Mit neuesten Infos immer up to date bist du, wenn du uns auf Instagram, Facebook und LinkedIn folgst – und natürlich als BVRD.at-Mitglied über die monatlichen Mitgliederinfos.

BVRD.at
BUNDESVERBAND
RETTUNGSDIENST

Camillo Awards 2025

Am 2. Oktober 2025 wurden im ehrwürdigen Nationalratssaal des Parlaments bereits zum sechsten Mal die Camillo Awards verliehen. Mit dieser Auszeichnung würdigen das Parlament und der Bundesverband Rettungsdienst (BVRD.at) herausragende Leistungen im österreichischen Rettungswesen. Prämiert wurden Sanitäter:innen, die mit Engagement, Innovationskraft und Verantwortungsbewusstsein die Qualität und Weiterentwicklung des Rettungsdienstes maßgeblich prägen. Ziel der Preisverleihung ist es, ein sichtbares Zeichen der Anerkennung zu setzen und die Bedeutung eines hochwertigen, patientenorientierten Rettungsdienstes stärker in den öffentlichen Fokus zu rücken.

Anerkennung für Engagement und Vorbildwirkung

In seinen Eröffnungsworten betonte Nationalratspräsident Walter Rosenkranz den unschätzbaren Beitrag der Rettungskräfte, die oft „im Hintergrund Leben schützen, Leiden lindern und Verantwortung übernehmen". Gerade in Zeiten zunehmender Herausforderungen und begrenzter Ressourcen sei es entscheidend, diesen Einsatz sichtbar zu machen. Es brauche Menschen, „die mit Herz und Weitblick gestalten", so Rosenkranz.

Blick in die Schweiz: Lernen aus Erfahrung

Günter Bildstein, ehemaliger CEO und Leiter der Rettung St. Gallen, widmete seine Keynote der Entwicklung des Rettungsdienstes in der Schweiz. Besonders hob er die Bedeutung eines konsequenten Ausbildungs- und Qualitätsmanagements hervor. Sein Appell an die österreichischen Kolleg:innen: Veränderungen sollten stets aus der Praxis kommen – pragmatisch, lösungsorientiert und mit Blick auf den Patientennutzen. „Nicht auf politische Vorgaben warten, sondern selbst aktiv gestalten", lautete seine klare Botschaft.

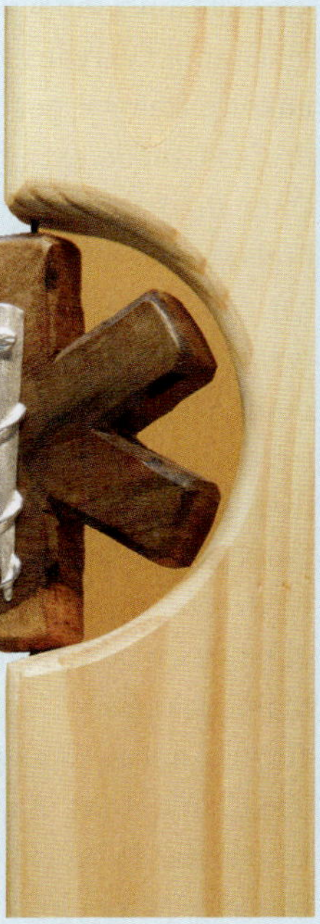

Parlamentsdirektion/Arman Rastegar

Camillo Awards

Hintergründe und Einblicke

Clemens Kaltenberger, Präsident des BVRD.at, zeigte sich erfreut über die Vielzahl an Einreichungen, die jedes Jahr das

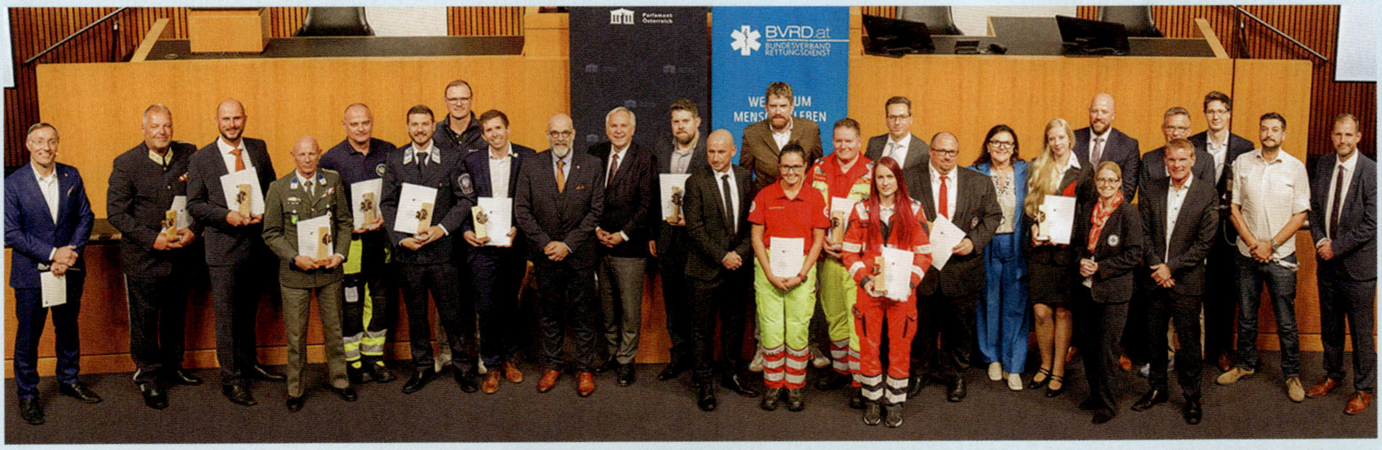

Parlamentsdirektion/Arman Rastegar

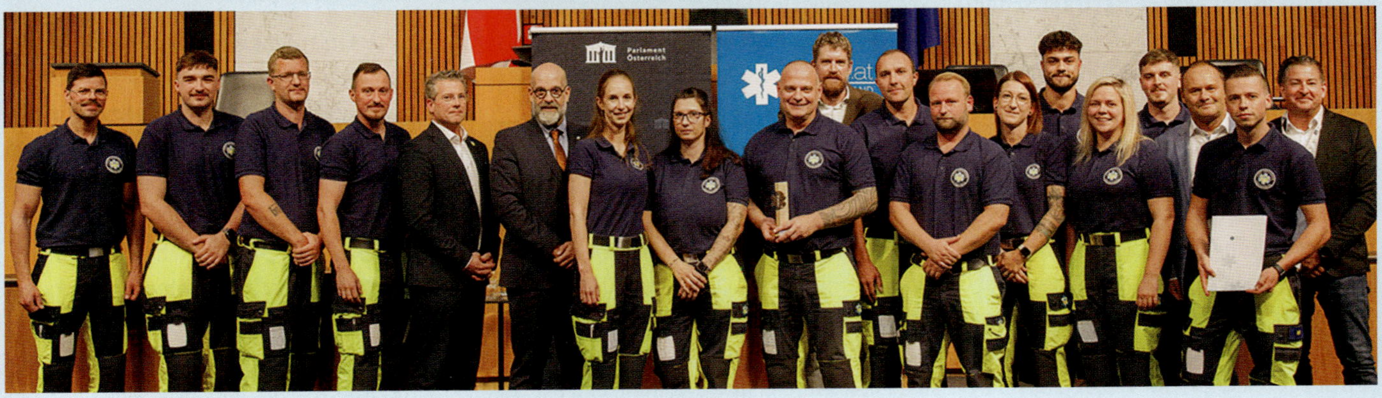

Alle Gewinner:innen und die Pat:innen der Awards

kreative und innovative Potenzial im Rettungsdienst sichtbar machen. Er verwies zudem auf die im Regierungsprogramm verankerte Reform des Sanitätergesetzes, die große Chancen für Professionalisierung und Weiterentwicklung biete.
Ohne die Pat:innen und Unterstützer:innen des Awards wäre die Preisvergabe nicht möglich. Ein herzlicher Dank gilt daher Koloszar Medizintechnik (vertreten durch Stefan Koloszar), Laerdal (vertreten durch Michael Grabner), Erste Hilfe Kurse (vertreten durch Stefan Naber), der Universität für Weiterbildung Krems (vertreten durch Michael Ogertschnig), Skillqube (vertreten durch Georg Hirsch), PAX Bags (vertreten durch Oliver Kohle), MediTrans Service (vertreten durch Alexandra Tanda), HYPO Oberösterreich (vertreten durch Marcel Kohl-Peterke), Spine Base (vertreten durch Michael Gissinger), Tasmanian Tiger (vertreten durch Ralf Karlinger) sowie Steinadler (vertreten durch Johannes Ebner).
Ein besonderer Dank gilt auch allen, die engagiert Kolleg:innen für den Camillo Award nominiert haben. Stellvertretend unter ihnen konnte das Fachbuch „Alpine Notfallmedizin" vom Elsevier Verlag verlost werden – als Zeichen der Wertschätzung für jene, die Exzellenz im Rettungsdienst sichtbar machen.
Petra Grell-Kunzinger, Bundesgeschäftsführerin der Johanniter und Jurymitglied, gewährte dem Publikum einen spannenden Blick hinter die Kulissen der Auswahlprozesse. Durch den Abend führte gewohnt souverän Gernot Grömer, Direktor des Österreichischen Weltraumforums.

Elf Awards in acht Kategorien

Insgesamt wurden elf Camillo Awards in acht Kategorien vergeben – ein eindrucksvolles Zeichen für die Vielfalt und Innovationskraft im Rettungswesen.

Herausragende Leistungen

Hannah Rusterholz (Johanniter Kärnten) erhielt die Auszeichnung für die Einführung moderner Medizinprodukte wie Videolaryngoskope, Kapnometer und elektronische Tragestühle. Diese Innovationen erhöhen die Patientensicherheit und entlasten gleichzeitig das Personal.
Ebenfalls geehrt wurde **Bertram Schedler** (Rotes Kreuz Tirol) für das Projekt „HERZsicher Region Reutte", das eine flächendeckende Ausstattung mit Defibrillatoren in einer ländlichen Region realisierte.

Ausbildungskonzept

Isabella Mitter (Rotes Kreuz Tirol) überzeugte mit ihrem Schulungsprogramm „Umgang mit Betroffenen von häuslicher Gewalt im Rettungsdienst", das neue Maßstäbe in der Gewaltprävention setzt.
David Purkarthofer (Medizinercorps Graz, RK Steiermark) wurde für die Einführung fokussierter Sonographie durch Notfallsanitäter:innen ausgezeichnet – ein Projekt, das Diagnostik, Entscheidungsfindung und Versorgungsqualität in der Präklinik deutlich verbessert.

Leadership & Management

Regina Ecker und Gordon Campbell (Wasserrettung ASB Linz) erhielten den Award für ihr Einschulungsmodul für Sanitätskräfte bei Wasserrettungseinsätzen. Das praxisnahe Konzept verbindet medizinische Kompetenz mit einsatztaktischer Sicherheit.

Innovation & Nachhaltigkeit

Für die Entwicklung des standardisierten Übergabeschemas „DELIVER" wurde **Stefan Schrammel** (Berufsrettung Wien) ausgezeichnet. Das Schema verbessert die Kommunikation bei Patientenübergaben im Krankenhaus und erhöht die Sicherheit durch klare, strukturierte Abläufe.

Support

In der Kategorie Support wurde **Bernhard Bürger** (Austrian Institute of Technology) geehrt. Mit seinen Forschungsprojekten zur Notfallversorgung und zum Katastrophenmanagement stärkt er die wissenschaftliche Basis des Rettungswesens und fördert dessen internationale Sichtbarkeit.

Polizei

Thomas Haidegger (LPD Wien) erhielt den Award für den Aufbau der Sanitätsgruppe für Großveranstaltungen und Ordnungsdienste, die heute landesweit mit rund 20 qualifizierten Sanitäter:innen im Einsatz steht. Mit neuen Ausbildungsprogrammen und strukturierten Einsatzkonzepten hat Haidegger das polizeiliche Rettungswesen nachhaltig geprägt.

Bundesheer

Eugen Zwittig (Hochgebirgsjägerbataillon 24 Lienz) überzeugte mit den Projekten „Rescuezelt" und „QUAD-Bergetechniken", die die Sicherheit im alpinen Rettungseinsatz deutlich verbessern.
Martin Ebner (Bundesministerium für Landesverteidigung) wurde für sein Engagement in der Ausbildung zur erweiterten Selbst- und Kameradenhilfe ausgezeichnet, die er mit neuen Lehrmaterialien und hoher didaktischer Qualität weiterentwickelt hat.

Sonderpreis

Der Sonderpreis ging an die **First Responder Fischamend**, initiiert von Michael Girsa. Seit über einem Jahrzehnt schließen sie eine kritische Versorgungslücke in ihrer Region, indem sie innerhalb weniger Minuten am Notfallort sind und lebensrettende Maßnahmen einleiten – oft noch vor dem Eintreffen der Rettungsteams.
Mit den Camillo Awards 2025 wurde einmal mehr deutlich, wie breit das Spektrum an Engagement, Fachkompetenz und Innovationsgeist im österreichischen Rettungsdienst ist. Sie machen sichtbar, was im Alltag oft unscheinbar bleibt: den unermüdlichen Einsatz vieler Sanitäter:innen für die Sicherheit und Gesundheit ihrer Mitmenschen.